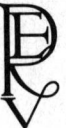

Zu diesem Buch

Man mag es kaum glauben: Mehr als ein Drittel aller Kinder und Schulkinder muß schon mit Haltungsschäden leben, die im wesentlichen den Rücken betreffen. Wie man Kinder davor bewahren oder noch rechtzeitig gegensteuern kann, zeigt dieses Buch. Der Autor des erfolgreichen Bandes «Die Rückenschule» zeigt, wie man richtig sitzt, welche Sitzmöbel empfehlenswert sind, wie man welche Übungen mit Kindern am besten anwendet u. v. m. In seinem ganzheitlichen Konzept der aktiven Gesundheitsförderung spielen neben dem Rückenbewußtsein (Körperwahrnehmung) vor allem die Bewegungsaktivität und die Entspannung eine besondere Rolle. Außerdem steuert ein Orthopäde das nötige Wissen über den kindlichen Rücken bei. Ein Buch für Eltern und alle, die in Kindergarten, Schule, Sportverein oder Therapie mit Kindern zusammenarbeiten.

Hans-Dieter Kempf/Dr. Jürgen Fischer

Rückenschule für Kinder

Haltungsschwächen korrigieren –
Haltungsschäden vorbeugen

Fotos Frank M. Arndt, Grafiken Jens Rommel
Unter Mitarbeit von Bärbl Kempf
und Dieter Breithecker

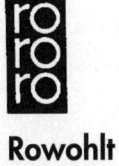

Rowohlt

rororo – Mit Kindern leben

Lektorat Bernd Gottwald
Redaktion Sven Brouwers
Umschlaggestaltung Peter Wippermann/Jürgen Kaffer
(Foto Frank M. Arndt)

Gewidmet
unseren Kindern
Jenny, Sunny,
Kai, Nicole

13.–18. Tausend Februar 1994

Originalausgabe
Veröffentlicht im Rowohlt Taschenbuch Verlag GmbH,
Reinbek bei Hamburg, Januar 1993
Copyright © 1993 by Rowohlt Taschenbuch GmbH,
Reinbek bei Hamburg
Alle Rechte vorbehalten
Satz Times PostScript Linotype Library, PM 4.2
Langosch Grafik + DTP, Hamburg
Gesamtherstellung Clausen & Bosse, Leck
Printed in Germany
1290-ISBN 3 499 19338 8

Inhalt

Vorwort

Endlich ein Eltern-Leitfaden, eine motivierende Darstellung des präventiven und zweckmäßigen Sports für Kinder! Über 100 Jahre kämpfen Orthopäden für eine Haltungsschule, seit 200 Jahren Sportpädagogen für natürliche Aufwachsbedingungen, die spätere Reha-Maßnahmen überflüssig machen sollten. Wir leben bald im 21. Jahrhundert, und die negativen Begleiterscheinungen unserer zivilisatorischen Errungenschaften zwingen uns zur Vorsorge. Diese muß, wie die Autoren deutlich unterstreichen, frühzeitig beginnen, muß die Eltern aktivieren und kann sich nicht nur auf Schule und Sportverein verlassen.

Sitzkinder? Können wir uns diese ernsthaft leisten? Wieviel Spontaneität, Natürlichkeit, Kreativität geht ihnen verloren, ganz zu schweigen vom krankmachenden Bewegungsmangel, der sich schon auf die Kleinsten erstreckt? – Der ganzheitliche Ansatz dieses sympathischen Buches übt frühzeitig rückenfreundliches Bewegen ein. Er versteht sich als moderne, attraktive und kindgemäße Bewegungsschule.

Kempf und Fischer zeigen, wie man vorgehen muß, um fröhliche, gesunde und bewegungsfreudige Kinder zu haben. Sie übertragen die Prinzipien der Rückenschule auf Kinder und erklären die medizinischen und pädagogischen Grundlagen. Wenn sie für Bewegungspausen im Unterricht mit Beispielen aufwarten, ist dies auch für Eltern und Erwachsene ein Wink, mit wenig Aufwand sichtbare Effekte zu erzielen – für Gesundheit und Wohlergehen.

Das Buch verlangt mehr als ein Überblättern, und es verdient eine weite Verbreitung.

Prof. Dr. Hermann Rieder
Universität Heidelberg
Institut für Sport und Sportwissenschaften

Einführung

➤ 35–60 Prozent aller Schulkinder haben Haltungsschwächen,
30–40 Prozent haben Koordinationsschwächen,
25–30 Prozent haben Übergewicht, und
20–30 Prozent haben Herz-Kreislauf-Schwächen (BAG).

➤ Bei einer Untersuchung in Ostdeutschland zeigten 80 Prozent der Schüler Muskelfunktionsstörungen (Badtke 1986).

➤ Von 1700 Schülern leiden 27 Prozent an Kreuzschmerzen, ab dem 13. Lebensjahr bereits 50 Prozent (Balagué 1988). Zwischen 7 und 47 Prozent der Schüler leiden unter tiefsitzenden Wirbelsäulenbeschwerden (King 1984, Salminen 1984).

➤ Haltungsschäden haben seit 1945 von 20 Prozent auf 40 Prozent zugenommen (Berquet 1988).

Deshalb wurde im letzten Jahr auf dem 1. Internationalen Rückenkongreß in Salzburg die Rückenschule für Kinder, Jugendliche und Auszubildende gefordert. Dies entspricht Empfehlungen, die schon seit Jahren von Ärzten, Krankengymnasten und Sportpädagogen gegeben werden.

Leider ist es in der Bundesrepublik bisher noch nicht gelungen, dieser Forderung in großer Breite nachzukommen und beispielsweise im Schulalltag rückenfreundliche Verhaltensweisen, eine körpergerechte Einstellung der Sitzmöbel, die Anschaffung ergonomischerer Schulmöbel, die stärkere Gewichtung des Themas «Gesundheit» oder die Durchführung der stündlichen Bewegungs- und Entspannungspause zu realisieren, zumal gerade die Bewegungspause ein Grundbedürfnis der Kinder darstellt. Machen Sie sich beispielsweise einmal die Mühe und überprüfen Sie in einer beliebigen Grundschulklasse die Anpassung der Sitzmöbel. Sie werden dabei fast immer feststellen, daß es genügend Schüler gibt, die auf zu niedrigen oder zu hohen Stühlen sitzen oder bei denen die Tisch- und Stuhlhöhe ungenügend an deren Körpermaße angepaßt ist. Dasselbe trifft übrigens auch auf die häusliche Umgebung zu. Das Kind sitzt häufig auf falsch eingestellten Stühlen, es sitzt meist zu lange ohne Unterbrechung oder ahmt schlechte Bewegungsmuster z. B. der Eltern nach.

Sie haben als Eltern sehr gute Chancen, rückenfreundliches Verhalten, Bewegung und Entspannung bei ihren Kindern zu fördern, wenn Sie es selbstverständlich in den familiären Tagesablauf integrieren. Die praktische Umsetzung ist nicht schwer, wenn Sie den Weg der kleinen Schritte wählen. Die auftretenden Erfolgserlebnisse werden Sie in Ihren Bemühungen bestätigen und motivieren weiterzumachen. Rückenschule kann Spaß machen, das Wohlbefinden fördern, kann gesellig sein und entspannen. Rückenfreundliches Verhalten wird sukzessive erlernt und anstatt schädlicher Verhaltensweisen zur Gewohnheit.

Um die Rückenschule auch mit Kindern durchzuführen, entwickelten meine Frau Bärbl und ich 1991 ein ganzheitliches Rückenschul-Konzept. Im Januar 1992 begannen wir den ersten Kurs mit 14 Kindern im Alter von sechs bis zehn Jahren. Fast alle Kinder haben nach Aussage der Eltern seit der Kursteilnahme ihr Verhalten geändert. Einige Aussagen der Eltern: «Es fällt ihr plötzlich ein, gerade zu sitzen»; «sie wollte für die Schule ein Keilkissen»; «sie kritisiert die Familienmitglieder beim falschen Bücken und Sitzen» (wurde bei allen Kindern angegeben); «wir sprechen mehr über den Rücken». Als besonders erschreckend empfanden wir die Sitzgewohnheiten der Kinder. Sie durften sich einen Tag lang beim Sitzen, Heben und Tragen selbst beobachten und zu Beginn einer Rückenschulstunde über ihre Gewohnheiten berichten: Danach sitzen sechsjährige Kindergartenkinder schon zwischen fünf und sechs Stunden täglich, acht- bis zehnjährige Schulkinder zwischen acht und neuneinhalb Stunden pro Tag.

Kinder sind keine «kleinen Erwachsenen», weder physisch noch psychisch. So sind Gesundheitsförderungsprogramme, die ursprünglich für Erwachsene konzipiert wurden (Präventive Rückenschule) und jetzt auf Kinder übertragen werden, eher kritisch zu betrachten. Sie bergen trotz eines ganzheitlichen Ansatzes die Gefahr der Einseitigkeit (Rücken) und damit die Vernachlässigung anderer Bereiche der Gesundheitserziehung. Existiert aber dieses Bewußtsein, könnte das Thema «Rücken» derzeit die große Chance eröffnen, in einer Art «Vehikelfunktion» aktive Gesundheitsförderung mit großer Breitenwirkung durchzuführen. Ansatzpunkte für entsprechende Bemühungen bieten drei Lebensbereiche von Kindern und Jugendlichen, in denen eine mögliche negative Einwirkung auf die Entwicklung der Haltung (Wirbelsäule) stattfindet: im Kindergarten, in der Schule, während der Freizeit (z. B. Sport) und in der Familie.

Die Erfahrungen der ersten Kinderkurse haben uns ermutigt, die Idee «Rückenschule für Kinder» intensiv weiterzuverfolgen. Wir möchten aber davor warnen, das bei Erwachsenenkursen häufig anzutreffende «Gliederpuppenturnen» mit starren Verhaltensregeln (Rückenregeln) auf Kinder zu übertragen. Die kindliche Wirbelsäule ist beweglich und sollte vielfältig bewegt werden, gemäß der Rückenschulregel «Du sollst dich viel bewegen». Bisher liegen nur wenig praktische Erfahrungen und kaum kontrollierte Evaluationsstudien zum Thema «Rückenschule für Kinder» vor. Auch ist wissenschaftlich noch ungeklärt, ob sich ein rückenfreundliches Verhalten der Kinder positiv auf das Auftreten von Rückenbeschwerden im Erwachsenenalter auswirkt (obwohl es anzunehmen ist). In diesem Sinn sind alle Berufsgruppen und Beteiligten dazu aufgefordert, in interdisziplinärer Zusammenarbeit (praxisnahe) Modelle zu entwickeln, zu erproben, zu evaluieren und letztlich zum Wohle unserer Kinder auch langfristig (politisch) durchzusetzen.

Bedanken möchte ich mich abschließend bei meinem Mitautor Jürgen Fischer für seinen orthopädischen Beitrag, meiner lieben Frau Bärbl, die mir seit Beginn der Projektplanungen mit Rat und Tat zur Seite gestanden hat, bei Dieter Breithecker für seinen Beitrag zu den Testverfahren und bei Frank M. Arndt und Jens Rommel für die aufwendigen Foto- und Graphikarbeiten. Des weiteren bei Ralf Sagurski und den beiden Krankengymnasten Monika Helmle und Frank Schmelcher für ihre fachliche Beratung und Durchsicht des Manuskriptes, bei Prof. W. Starosta (Warschau) und Prof. J. Eichler (Wiesbaden) für ihre Unterstützung, bei der AOK Karlsruhe für die Möglichkeit, in ihrem Gesundheitszentrum die Fotoaufnahmen durchzuführen, und bei den Kindern Laura, Nils, Sarah, Simon und Nina, (mit) denen auch stundenlange Fotoaufnahmen viel Spaß gemacht haben.

Weiterhin möchte ich mich bei den Firmen STOKKE, arche massiv-möbel, VÖLKLE Bürostühle, Sport-Thieme, Karlsruher Matratzen-Fabrik und Meistersinger Musik für die freundliche Bereitstellung ihrer Produkte bedanken und bei Bernd Gottwald vom Rowohlt Verlag, der uns ermutigt hat, das erste Buch in dieser Richtung herauszugeben.

Hans-Dieter Kempf, März 1992

Rückenschule für Kinder?

Was ist eine Rückenschule?

Was würden Sie darunter verstehen? Überlegen Sie einen Moment. Fragen Sie bitte auch einmal Ihr Kind, was es dazu meint.

Im Fachjargon bezeichnet man als Rückenschule eine Einrichtung der vorbeugenden Gesundheitsfürsorge zur Prävention und Rehabilitation von Wirbelsäulenerkrankungen. Sie beinhaltet ein Verhaltenstraining zum gezielten Erwerb eines rückenfreundlichen Bewegungsverhaltens.

Werfen wir einen kurzen Blick in die Geschichte. Schon 1825 gründete der Franzose Delpech ein Institut für Menschen mit Rückenbeschwerden. Interessant ist dabei, daß er als oberstes Prinzip seines Programms die *körperliche Aktivität* vorsah. Sein Gymnastikprogramm bestand vor allem aus Kletter- und Balanceübungen. Elemente, die auch Kindern für eine harmonische Entwicklung empfohlen werden.

Die erste Rückenschule im heutigen Sinne wurde als «Svenska Ryggskola» 1969 in Schweden eingerichtet und kam Anfang der achtziger Jahre auch nach Deutschland.

Die Programme wenden sich in erster Linie an Erwachsene und hier insbesondere an Rückenschmerzpatienten.

Die *Präventive Rückenschule,* die sich an Gesunde wendet, fand 1986 ihren Ursprung. Dieses ganzheitlich angelegte Konzept findet seither eine große Verbreitung in Betrieben, Vereinen und Studios.

Rückenschule im Sinne primärer Prävention, d.h. weit im Vorfeld einer Krankheit, sollte aber schon bei Kindern und Jugendlichen beginnen, d. h. im Kindergarten, in der Schule und bei Auszubildenden. Den Eltern kommt hierbei in ihrer Vorbildfunktion eine besondere Bedeutung zu.

Welche Ziele verfolgt eine Rückenschule für Kinder?

Die Rückenschule für Kinder soll das Kind (und die Eltern) langfristig zu gesundheitsförderndem Verhalten motivieren. Das ganzheitlich orientierte Konzept setzt Lernprozesse in Gang, die das Kind in seiner ganzen Persönlichkeit ansprechen. Dabei werden Ziele wie freudbetontes Bewegen, rückenspezifische Kenntnisse, motorische Fähigkeit und soziale Kompetenz verfolgt.

Ziele der Rückenschule für Kinder

Langfristige Anwendung von gesundheitsfördernden Alltagsstrategien
Durchführung eines rückenfreundlichen Bewegungsverfahrens

*Vermittlung von Einstellungen, Motiven, Handlungsstrategien
in einem ganzheitlichen (motorischer, kognitiver, sozialer) Lernprozeß*

motorische Ziele *(motorische Handlungsfähigkeit)*	kognitive Ziele *(rückenspezifische Kenntnisse)*	affektiv-emotionale Ziele *(freudbetontes Bewegen)*	soziale Ziele *(soziale Kompetenz)*
Erlernen und Üben von • rückenfreundlichem Bewegungsverhalten • «Funktionelle Übungen» • Entlastungshaltungen • Entspannungsübungen Sammeln von vielseitiger Bewegungs- und Wahrnehmungserfahrung Haltungs- und Koordinationsschulung Transfer des Erlernten in den Alltag/Schulalltag	Information (einfachste Grundlagen) zur • Anatomie und Physiologie • Bewegung • Entspannung • gesunden Lebensführung Sensibilisierung für gesundheitsorientiertes/rückenfreundliches Verhalten	Erlernen von • Spaß und Freude • positiven Gruppenerlebnissen • allgemeinem Wohlbefinden Entwicklung einer Entspannungsfähigkeit Entwicklung eines positiven Selbstwertgefühls Stärkung des Selbstbewußtseins Förderung der Eigeninitiative	Integration Kommunikation Interaktion Kooperation

Die Ziele der Kinder-Rückenschule

In einfacher Form lassen sich die Ziele darstellen als:

Motivation zu Spiel, Sport und Entspannung
durch erlebnisorientierte Angebote
Eine Kursteilnahme bleibt ohne langfristige positive Wirkung, wenn
es nicht gelingt, das Kind und seine Eltern zu motivieren, die Kurser-
lebnisse im Alltag umzusetzen und weiterführende Angebote in Schule und Verein zu besuchen. Die Motivation ist dabei zu erreichen über

➤ erlebnisorientierte Bewegungs- und Entspannungssituatio-
   nen,
➤ Anregung durch den Einsatz interessanter Materialien und
   Medien sowie über
➤ die Berücksichtigung der Bedürfnisse der Kinder.

Vermittlung von vielseitigen Bewegungs-
und Wahrnehmungserfahrungen
Zur harmonischen Entwicklung der Persönlichkeit sind Bewegungs-
und Wahrnehmungserfahrungen die Grundlage. Sie ermöglichen dem
Kind

➤ das Entdecken des eigenen Körpers, wie z. B. das Erkennen
   der Veränderungen im Organismus bei Belastung und Entspannung,
➤ das Wahrnehmen der Umwelt beim Umgamg mit Materiali-
   en sowie
➤ grundlegende soziale Erfahrung mit anderen Kindern.

Sensibilisierung für rückenfreundliche Bewegungsmuster
und Verhaltensweisen – Rückenbewußtsein
Bei Kleinkindern sind rückenschädliche Verhaltensweisen noch nicht
oder nicht stark eingeschliffen. Der Erwerb und die Stabilisierung von
rückenfreundlichen Bewegungsmustern vollzieht sich leichter und
schneller als bei Erwachsenen. Während im frühen Schulkindalter rük-
kenfreundliche Bewegungen vorwiegend durch Nachahmen gelernt
werden, kann im späten Schulkindalter durch Vermittlung der Zusammenhänge von schlechtem Verhalten und seinen Wirkungen auf die
Wirbelsäule die Einsicht für die Notwendigkeit rückenfreundlichen
Verhaltens geschaffen werden. Die Kinder erlangen dadurch allmählich ein Bewußtsein für ihren Rücken.

Stärkung des Selbstbewußtseins
Unwohlsein, Minderwertigkeitsgefühle und Frustration spiegeln sich oft in einer geknickten Haltung wider. Ein positives Selbstwertgefühl ist in vielen Situationen des Lebens hilfreich. Eine positive Einstellung zum eigenen Körper ist dafür eine wichtige Voraussetzung. Die Wahrnehmung der selbständigen Handlungsfähigkeit und der individuellen Fortschritte sowie das Erreichen realistisch gesteckter Ziele führt zur Zufriedenheit mit dem eigenen Körper und trägt zur Verbesserung des Selbstwertgefühls und des Selbstbewußtseins bei.

Förderung des selbständigen Handelns
Eigeninitiative ist eine weitere Voraussetzung zur Entfaltung der Persönlichkeit. Eigeninitiative bedeutet selbstbestimmtes Handeln aus eigenem Antrieb. Dabei ist allerdings zu beachten, daß gerade bei Kleinkindern der Entscheidungsspielraum angemessen gewählt werden muß, um die Kinder nicht zu überfordern.

Steigerung des Wohlbefindens
Allgemeines Wohlbefinden über innere Balance ist nicht nur ein erstrebenswerter Zustand, sondern lebenswichtige Notwendigkeit. Neben einer physiologischen (körperlichen) Ausgeglichenheit spielt auch das psychosoziale Wohlbefinden eine entscheidende Rolle. Bewegung, Spiel, Spaß und Entspannung sind hierfür sehr gut geeignete Hilfsmittel.

Ab welchem Alter sollte man mit der Rückenschule beginnen?

Rückenschule sollte im Grunde so früh wie möglich beginnen, gemäß dem Motto «Was Hänschen nicht lernt, lernt Hans nimmermehr». Durch den ganzheitlichen Ansatz der Kinder-Rückenschule können Ziele und Inhalte dem jeweiligen Entwicklungsstand des Kindes angepaßt werden. Es ist sinnvoll, mit der Rückenschule bereits im Kindergartenalter zu beginnen und ihre Inhalte immer wieder im weiteren Verlauf der kindlichen Entwicklung zu thematisieren. Das gilt insbesondere für das Verhaltenstraining. Kleinkinder im Alter von drei bis vier Jahren zeigen dabei meist noch rückenfreundliches Verhalten,

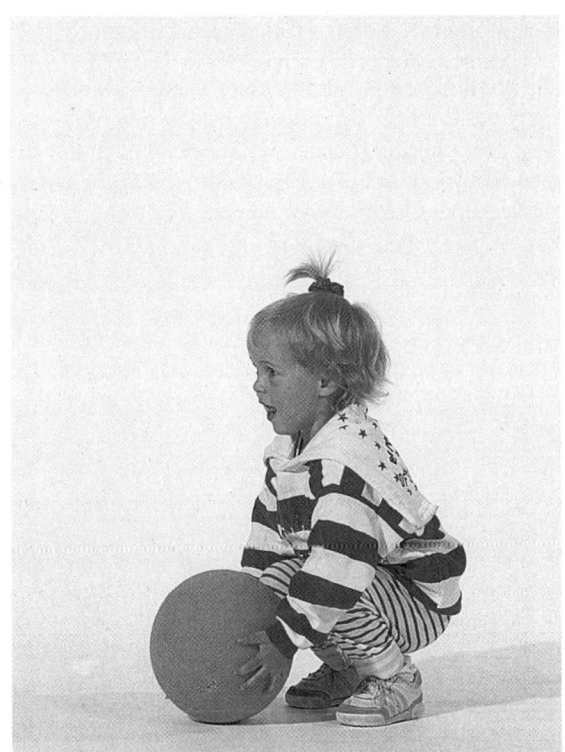

*Für die
Rückenschule
ist es nie zu
früh!*

welches sich erst in den folgenden Jahren, vor allem nach Schuleintritt, negativ verändert. Deshalb sollte schon Kindern zwischen vier und sechs Jahren rückenfreundliches Verhalten spielerisch angeboten werden. Dadurch wird es erprobt und geübt, noch nicht stabilisierte rückenschädliche Bewegungsmuster werden umgelernt, vor allem aber werden die Kinder durch Erlernen von richtigem Sitzen und Tragen, z.B. eines Schulranzens, auf die wichtige Phase des Schuleintritts vorbereitet.

Automatisierte Alltagsbewegungen, sog. «motorisch-dynamische Stereotype» des Alltags, werden häufig erst im Grundschulalter (Klasse 2, 3, 4) geprägt und später verfestigt. Es scheint in diesem Alter besonders darauf anzukommen, den Lernprozeß so zu steuern, daß die entsprechenden Bewegungsmuster physiologisch ablaufen.

Welche Inhalte kennzeichnen eine Rückenschule für Kinder?

Die inhaltliche Gestaltung der Rückenschule für Kinder ergibt sich aus verschiedenen Bedingungen, wie dem Alter und dem körperlichen, geistigen und sozialen Entwicklungsstand der Kinder, möglichen motorischen Leistungsschwächen und vielem mehr. Die Rückenschule für Kinder muß somit immer die Besonderheiten der jeweiligen Entwicklungsstufe beachten und biologische Reifungsprozesse intensiv nutzen.

Ein Kinder-Rückenschulkurs über 10 Kurseinheiten à 60 Minuten enthält in unserem Konzept folgende fünf Elemente, deren Umfang nach den jeweiligen Voraussetzungen allerdings unterschiedlich ausgeprägt ist.

➤ Kleine Spiele (spielerische Aufwärmformen)
➤ Funktionelle Übungen

Verhaltenstraining/ Bewegungslernen

Beckenkippung, Sitzen, Stehen, Liegen, Heben, Tragen, Bücken, Wechsel der Körperpositionen, Entlastungshaltungen, Rückenübungs-Parcours, Elemente aus der Verhaltenspsychologie

Kleine Spiele/ spielerisches Aufwärmen

Kleine Spiele ohne/mit Handgerät (ohne/mit Musik) Spiele zur Ausdauerschulung (mit Pulsmessung) Sensitive Spiele mit Partner/in der Gruppe Kennenlernspiele Kleine Fußspiele

Funktionelle Übungen

Übungen zur Wahrnehmung, Schulung des Gleichgewichts und zur Dehnung, Kräftigung, Mobilisation, Haltungs- und Muskeltests, Geh- und Laufschule, Bewegungsanalysen, Übungen mit Handgeräten, Bewegungspausen

Inhalte der «Rückenschule für Kinder»

Entspannung/ psychophysische Regulation

Entspannung mit Musik, Phantasiereise, Geräusche erkennen, Progressive Relaxation nach Jacobsen, Partnermassage mit dem Massage-Igel, Partner-Klopfmassage, «Wackelpudding», Formen des autogenen Trainings, Entspannung durch ruhiges Atmen, Reise durch den Körper

Information/ Gruppengespräch

Themen wie «Wirbelsäule», «Bandscheibe», «Muskulatur des Rückens», «Rücken und Sport», «Haltungsschulung», «Rückentips», «Sitzmöbel, Anpassung der Schulmöbel», «Schulranzen», «Umsetzung der Kurserfahrung in den Alltag», Quiz, Erfahrungsaustausch, Fragebogen

Die Elemente der Kinder-Rückenschule

➤ Verhaltenstraining und Bewegungslernen
➤ Entspannungsübungen (psycho-physische Regulation)
➤ Information und Gespräch

Eltern, die selbst an einer Rückenschule teilnehmen, werden feststellen, daß es sich dabei, zumindest was die Begriffe angeht, um dieselben Elemente handelt wie bei der Präventiven Rückenschule für Erwachsene.

Was sind Kleine Spiele?

Lassen Sie uns hierzu ein kleines Spiel ausprobieren, den «Roboter». Ihr Kind stellt einen Roboter dar, der sich mechanisch vorwärts bewegt. Da der Roboter ein empfindliches Gebilde ist, darf er nirgendwo anstoßen. Sie versuchen nun, als Roboterlenker Ihren Roboter zu lenken. Mit einem Klaps auf die linke Schulter dreht er sich nach links (Viertel-Drehung), mit einem Klaps auf die rechte Schulter nach rechts, ein Klaps auf die linke Pohälfte bedeutet stehenbleiben, ein Klaps auf die rechte Pohälfte weitergehen. Der Witz dabei: Wenn das Lenken funktioniert, schließt der Roboter die Augen.

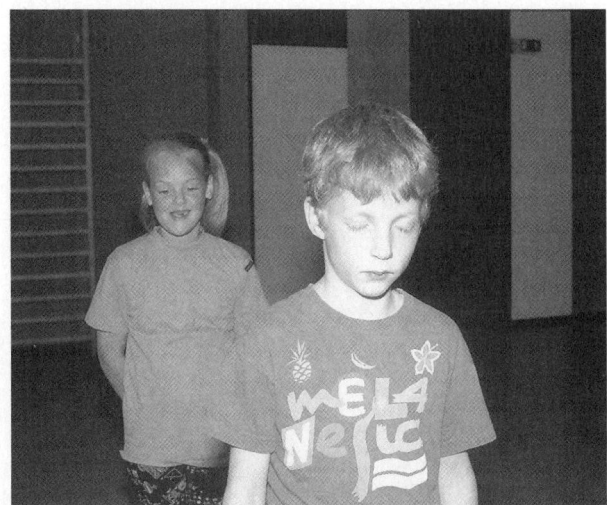

«Die Roboter sind los»

Kleine Spiele sind ganz allgemein Bewegungsspiele, denen einfache und nach Bedarf leicht zu verändernde Spielregeln zugrunde liegen. So können Sie den Bedürfnissen und Interessen der Kinder, der Anzahl, der Spielerfahrung und dem Platz- und Materialangebot angepaßt werden.

Bei den Kleinen Spielen sind nicht wie in den eher bekannten Sportspielen (Fußball, Handball, Hockey etc.) besondere Fertigkeiten gefordert, sondern es handelt sich hierbei um einfache, elementare Bewegungsformen wie Laufen, Springen, Hüpfen, Werfen, Fangen usw. Zusätzliche Kennzeichen sind unkomplizierte Abläufe, geringe organisatorische Voraussetzungen, Spielbarkeit bereits in Kleingruppen sowie eine unendlich große Vielfalt und die Möglichkeit der spontanen Handlung durch den Spielenden. Da der Wettkampfcharakter nicht im Vordergrund steht, sind auch leistungsschwächere Kinder leicht zu integrieren. Also denken Sie daran – *weniger Wettkampf* (Ausscheidungsspiele), *mehr Kooperation* (Kooperationsspiele).

Was sind die Ziele der Kleinen Spiele?

Das kurzfristige Ziel ist nicht das Messen von Leistung, sondern

➤ Erlebnis und Spaß in zwangloser Atmosphäre und
➤ die Anregung zum Kennenlernen vieler Spiele mit den unterschiedlichsten Verhaltensmöglichkeiten.

Mittelfristige Ziele, beispielsweise über die Dauer des zehnstündigen Kinder-Rückenkurses sind

➤ Spiele kennenzulernen,
➤ einen Ausgleich zum Schulalltag zu finden,
➤ das Fördern der Kreativität und Phantasie,
➤ positives Gruppenverhalten zu erleben und
➤ evtl. sogar physiologische Anpassungen wie eine Verbesserung der Beweglichkeit und Koordination zu erreichen.

Das langfristige Ziel ist die Motivation zu einer aktiven Freizeitgestaltung mit Spiel, Bewegung und Entspannung.

Die Schulung und Verbesserung der motorischen Eigenschaften Ausdauer, Beweglichkeit, Geschicklichkeit und Koordination werden im Spiel gepaart mit vielfältigen Bewegungs- und Körpererfahrungen sowie Bewegungsfertigkeiten. Es konnte bei Kindergartenkindern nachgewiesen werden, daß die Unfallgefährdung dadurch gleichzeitig deutlich reduziert wird. Die Kinder erfahren auf spielerische Weise den dynamischen Wechsel von Aktivierung (Spannung) und Entspannung als biologisches Grundprinzip am eigenen Leib und kommen so auch zu einer realistischen Einschätzung ihrer eigenen Fähigkeiten und Leistungsgrenzen.

Isolation und Einsamkeit sind Zeichen unserer Zivilisation. Kinder mit Leistungsschwächen geraten häufig in eine Außenseiterposition, einen Teufelskreis aus Verhaltensstörungen, Schulversagen usw. Kooperative Spiele schaffen Kontakte und ermöglichen Kommunikation. Durch den Umgang mit den Mitspielern wird Vertrauen zu anderen Gruppenmitgliedern aufgebaut, ein «Wir-Gefühl» geschaffen und die soziale Verantwortung für schwächere Kinder gefördert. Im Spiel finden sich die Teilnehmer zu einer Gemeinschaft zusammen, die Spaß am Spielen und an der Bewegung hat. Das Spielen ermöglicht durch seine besonders lockere Atmosphäre den Ausgleich von mangelndem Selbstvertrauen und sozialen Unterschieden und hilft, Bewegungsunlust zu vermeiden. Motorisch stimulierte Kinder zeigen eine größere Kontaktbereitschaft, und ihnen fällt die Eingliederung in eine Gruppe Gleichaltriger leichter. Besonders die Auseinandersetzung mit neuartigen Situationen gelang Kindern, die in ihrer Bewegung gefördert wurden, besser. Kooperative Bewegungsspiele sind häufig Sozialspiele, die insbesondere für die leistungsschwächeren Kinder einen wichtigen Einstieg darstellen. Diese eher passiven und inaktiven Kinder gilt es, emotional zu öffnen und sozial zu fördern.

Spielen schafft Freude, eine Ausgelassenheit und Fröhlichkeit ohne Zwänge. Das Spielen ermöglicht durch den Wechsel von Spannung und Entspannung den Abbau von Stress (Schulstress), Hemmungen und Ängsten sowie den Aufbau der Primärmotivation «Spielen, um des Spielens willen». Gerade für Kinder ist das Ausleben ihres Bewegungsbedürfnisses und ihrer Bewegungsfreude von entscheidender Bedeutung. Der Freiraum für Kreativität und Phantasie hilft den Kindern, eine eigene Spielfähigkeit zu entwickeln.

Welche Kleinen Spiele gibt es?

Es gibt Hunderte, mit Variationen gar Tausende von Kleinen Spielen: Lauf-, Fang-, Ball-, Kennenlern-, Geschicklichkeits-, Kooperations- und Wahrnehmungsspiele, Spiele im Wasser, im Schnee, auf dem Rasen oder im Zimmer. Gespielt werden kann also überall, im Gelände, Schwimmbad, Hof, Straße, Garten, Wiese, Wohnung usw.

Bei der Auswahl der Spiele ist die Angemessenheit oberster pädagogischer Grundsatz, d.h., Zusammensetzung, Anzahl, Alter, Belastbarkeit, Spiel- und Bewegungserfahrung, Gruppenerfahrung, Interessen, Spieleinstellung, Motivation und Erwartungshaltung der Kinder (und Eltern) sind wichtige Kriterien, die es zu beachten gilt. Insbesondere wenn Eltern gemeinsam mit ihren Kindern spielen wollen, sind solche Spiele zu wählen, die für beide Teile gleichermaßen interessant sind. Einerseits dürfen die Spiele nicht so banal sein, daß die Eltern die Lust verlieren, andererseits dürfen sie die Kinder nicht überfordern. Erfahrungsgemäß ist es sehr motivierend, wenn Erwachsene mit Kindern gemeinsam spielen, da die spielerische Auseinandersetzung mit Erwachsenen für Kinder neue Erlebnisse und Erfahrungen darstellt.

Die Besonderheit der Kleinen Spielformen in der Rückenschule für Kinder liegt in einer zusätzlichen, motivierenden Präsentation rückenspezifischer Verhaltensweisen wie Heben, Bücken, Tragen, Hinlegen, Aufstehen etc. sowie einer damit verbundenen einfachen Lernkontrolle für Eltern, Kursleiter oder auch für die Kinder selbst.

Was sind funktionelle Übungen?

Es handelt sich hierbei um Bewegungsformen (Übungen, Spiele), welche die physiologischen und anatomischen Bedingungen des Organismus berücksichtigen. Dabei wird stets versucht, die grundlegenden Funktionen des Bewegungsapparates zu beachten, d.h. die Funktion der Gelenke und der Muskulatur.

Wir wollen an zwei «unfunktionellen» Übungen, die Ihnen aus dem Schulsport noch vertraut sein dürften, verdeutlichen, welche Sichtweise die Funktionelle Gymnastik heute prägt.

Übung «Rumpfvorbeuge (wippend oder gehalten)», im Stand zur Dehnung der Oberschenkelrückenseite:

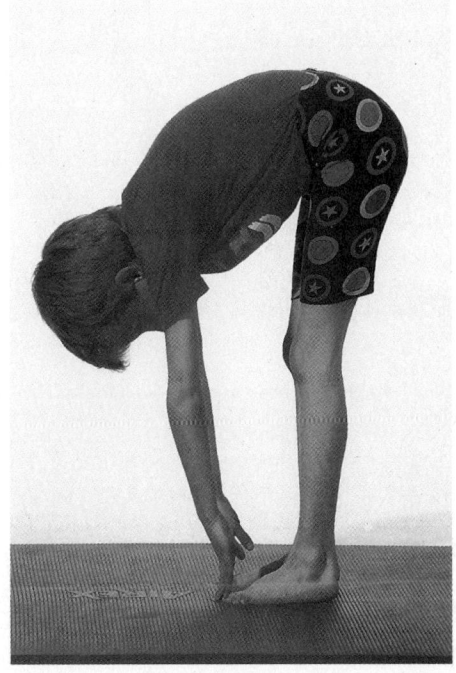

«Rumpfvorbeuge» –
Beispiel einer unfunktionel-
len Dehnübung

In der Regel wird eine Unbeweglichkeit in der Hüfte, bedingt durch eine verkürzte rückwärtige Oberschenkelmuskulatur, ausgeglichen durch eine verstärkte Beugung der Wirbelsäule im Lendenwirbelbereich. Wippend ausgeführt, führt das zu Fehlbelastungen. Eine mögliche funktionelle Alternative stellt dagegen folgende Dehnübung dar: In der Rückenlage mit beiden Händen den Oberschenkel eines Beines umfassen. Das andere Bein bleibt gestreckt am Boden liegen und darf auch bei der nachfolgenden Dehnung nicht vom Boden abheben. Nun langsam das angewinkelte Bein nach oben durchstrecken. Aus dieser stabilen Position in Rückenlage wird die Lendenwirbelsäule nicht überlastet, außerdem die hintere Oberschenkelmuskulatur unter Berücksichtigung ihrer mechanischen Funktion gedehnt.

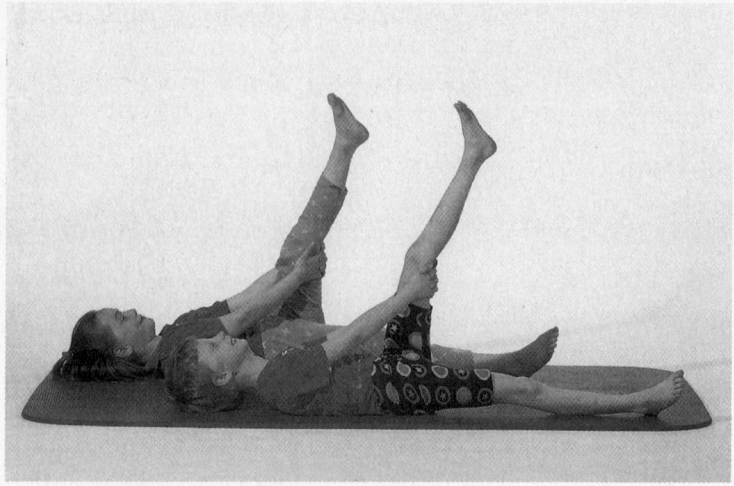

Eine funktionelle Dehnung der Oberschenkelrückseite

Übung «Klappmesser» zur Kräftigung der Bauchmuskulatur: Durch die schnellkräftige Ausführung dieser Übung wird primär die Hüftbeugemuskulatur beansprucht und nicht die Bauchmuskulatur. Da die Hüftbeugemuskulatur bei dieser Übung eher anspringt als die Bauchmuskulatur und der Hüftbeuger seinen Ursprung an den unteren Wirbelkörpern hat, kommt es zu unphysiologischen Scherkräften auf die unteren Wirbelsäulensegmente und damit zu einer Fehlbelastung der Lendenwirbelsäule. Als funktionelle Alternative bietet sich die «Beckenkippung» an: Dabei werden in der Rückenlage die Beine leicht geöffnet angestellt und die Lendenwirbelsäule mit einem zusammengerollten Handtuch (Lendenkissen) unterlagert. Das Becken wird nach hinten gekippt, bis eine Bauchspannung spürbar wird. Durch die Unterlagerung befindet sich die Wirbelsäule in einer physiologischen Stellung. Mit den Fingern wird die Bauchmuskulatur abgetastet und die Lage des Beckens erspürt. Fehlbelastungen werden vermieden und die Bauchmuskulatur in einer leichten Übung funktionell gekräftigt.

Funktionelle Übungen sind also möglichst schonend und möglichst effektiv.

Welche Ziele verfolgen funktionelle Übungen für Kinder?

Ganz allgemein lassen sich die Zielsetzungen funktioneller Übungen für Kinder folgendermaßen formulieren:

➤ Vermittlung von Körperbewußtsein und Körpergefühl
➤ Förderung der Bewegungskoordination
➤ Vorbeugung und Ausgleich muskulärer Dysbalancen
➤ Behutsame Mobilisation der Wirbelsäule
➤ Ausgleich von angeborenen oder durch Fehlhaltungen und Überlastung erworbenen Haltungsschwächen
➤ Anbahnung funktioneller Bewegungsstereotype

Im frühen Schulkindalter sind nach Untersuchungen der Potsdamer Wissenschaftler Badtke und Bittmann keine Dehnübungen angezeigt, da so gut wie noch keine Verspannungen der Muskulatur vorliegen. Aber auch die Kräftigung der Muskulatur erscheint in diesem Alter häufig nicht sinnvoll, wenngleich auch Abschwächungen (Bauch-, Gesäß- und untere Schulterblattmuskulatur) vorliegen, da offenbar durch ein genetisch vorbestimmtes Programm die Trainierbarkeit (Kraftfunktion) der Muskulatur äußerst begrenzt ist. Diese nimmt erst etwa bei Kindern ab Klasse 6 zu. Die Wissenschaftler sehen früh auftretende Funktionsstörungen der Muskulatur primär begründet in einem fehlenden oder gestörten Zusammenwirken einzelner Muskeln sowie in ersten negativen Auswirkungen unökonomischer Bewegungsmuster des Alltags.

Funktionelles Üben im Vorschul- und frühen Schulkindalter verfolgt somit eher eine vielseitige, variable und freudbetonte Schulung der inter- und intramuskulären Koordination.

Besonders gut eignen sich u. a. Hindernisparcours, Klettergärten (im Freien Bäume), Rollbrett und Kreisel sowie Stütz-, Hang- und Zuggeräte, welche den kindlichen Bewegungsapparat in vielfältiger Weise ansprechen. Übungen zur Dehnung und Kräftigung bestimmter Muskelgruppen bzw. zur Mobilisation wichtiger Gelenke sollten in kindgemäße Spiel- oder Übungsformen verpackt werden. Untersuchungen der Bundesarbeitsgemeinschaft (Liebisch/Hanel) zur Förderung haltungs- und bewegungsauffälliger Kinder und Jugendlicher e.V. an 282 Grundschülern im Jahre 1990 erbrachten hingegen auch schon bei jüngeren Schulkindern teilweise bedenkliche Ergebnisse. Nur 9 Prozent der 6- bis 11jährigen Schüler waren ohne jeglichen Befund. Insbesondere war eine Zunahme der Auffälligkeiten bei den älteren Grundschulkindern festzustellen. Die Verfasser dieser Untersuchung sehen aufgrund der Ergebnisse die Notwendigkeit, z. B. die Inhalte im Sportunterricht unter biologischen Gesundheitsaspekten kritisch zu überprüfen und Dehn- und Kräftigungsübungen neben den oben schon erwähnten Bewegungsformen auch im Grundschulalter verstärkt mit anzubieten.

Was bedeutet Verhaltenstraining und Bewegungslernen?

Verhaltenstraining kennzeichnet das Erlernen, Üben und Stabilisieren eines gesundheitsorientierten, rückenfreundlichen Sport- und Alltagsverhaltens. Insbesondere handelt es sich dabei um Bewegungsverhalten wie «richtiges Bücken», Heben, Tragen, Sitzen, Hinlegen, Aufstehen usw. Es sollte verstanden werden als eine Anregung zum

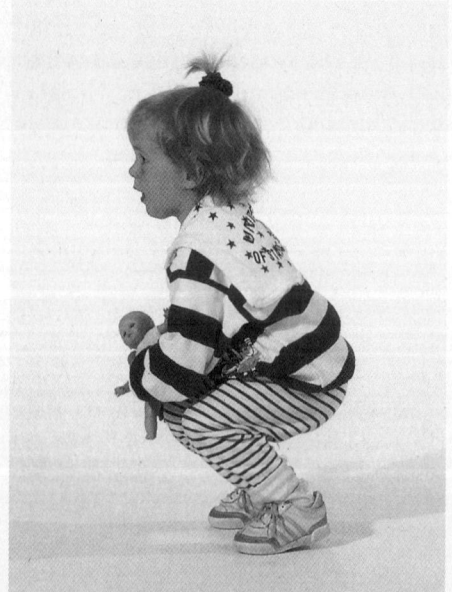

Bei Kleinkindern sieht man meist noch rückenfreundliche Verhaltensweisen wie hier beim Heben einer Puppe

spielerischen Kennenlernen und Erproben vielfältiger Bewegungsmuster, z. B. Erarbeitung unterschiedlichster Sitzpositionen («Sitzlandschaft»), oder zur Wahrnehmung des eigenen Körpers (Lage, Spannungen, Gleichgewicht) bei Bewegungen wie der Beckenkippung/Beckenaufrichtung, dem Heben mit gestreckten oder gebeugten Beinen, mit krummem oder geradem Rücken.

Kinder im Vorschulalter haben einen starken Bewegungs- und Spieldrang, aber eine geringe Konzentrationsfähigkeit, was ein «kopfgesteuertes» (kognitiv orientiertes) Bewegungslernen wie bei Erwachsenen unmöglich macht. Kleinkinder verhalten sich durchweg rückenfreundlich. Der Grund liegt u. a. in dem relativ hohen Körperschwerpunkt (KSP) und in der daraus resultierenden labilen Gleichgewichtslage: Hebt ein Kleinkind einen Gegenstand mit krummem Rücken auf, wirkt aufgrund des hohen KSP eine relativ hohe Kraft (Drehmoment), die den Körper nach unten zieht. Ein Ausgleich ist nur durch innere Kräfte, nämlich Muskelspannungen, möglich. Um dies zu umgehen, versuchen Kleinkinder, den KSP möglichst über den Füßen zu halten.

Ein wichtiger Abschnitt ist der erste Gestaltswandel gegen Ende des Vorschulalters (fünftes bis siebtes Lebensjahr). Bedingt durch das im Vergleich zum Rumpf größere Extremitätswachstum, verlagert sich der Körperschwerpunkt tiefer in Richtung Beckengürtel. Kinder haben nun eher die Möglichkeit, auftretende Drehmomente durch Muskelarbeit auszugleichen.

Kinder im frühen Schulkindalter (Grundschule) besitzen im Vergleich zur Altersstufe davor günstigere Kraft-Hebel-Verhältnisse, eine bessere Konzentrationsfähigkeit und eine bessere Fähigkeit zur Informationsaufnahme und -verarbeitung.

Sie befinden sich in einem ausgezeichneten Lernalter, Bewegungen werden wie im Flug erlernt. In dieser Phase steht die Erweiterung des Bewegungsschatzes und die Verbesserung der koordinativen Fähigkeiten im Mittelpunkt. Die erlernten Bewegungsmuster werden allerdings auch leicht wieder verlernt. Häufiges Wiederholen ist notwendig, um die Muster im Bewegungsrepertoire des Kindes zu festigen. Für rückenfreundliches Verhalten bedeutet dies eine häufige Wiederholung in unterschiedlichsten Spiel- und Übungssituationen.

Das späte Schulkindalter (ca. zehn Jahre bis zur Pubertät) wird als «bestes Lernalter» bezeichnet. Lernen geschieht auf Anhieb. Neben dem weiter verbesserten Last-Kraft-Verhältnis ist die rasche Ausreifung des Gleichgewichtsorgans wie auch der übrigen Sinnesorgane für die gute Körperbeherrschung verantwortlich. Bewegungen können und sollen exakt gelernt werden, um ein späteres Umlernen falsch eingeschliffener Bewegungsmuster zu vermeiden. Das gilt für rückenfreundliches Bewegungsverhalten ebenso wie für gymnastische Übungen.

Wie lernen Kinder rückenfreundliches Verhalten?

Bei Kindern spielt das Imitations- und Modellernen eine große Rolle. Sie lernen und verändern ihr Verhalten nach der Beobachtung eines Modells, z. B. des Vaters oder der Mutter. Einerseits wird dieses Nachahmen beim Lernen von Bewegungen im Kinder-Rückenkurs ausgenutzt, indem Arzt, Krankengymnast, Sportlehrer oder Eltern rückenschonendes Heben, Tragen etc. demonstrieren. Andererseits ist die Imitation dafür verantwortlich, daß Kinder sich das rückenschädliche Bewegungsverhalten ihrer Vorbilder aneignen. Beim Lernen am Erfolg (operantes Konditionieren) wird die Wahrscheinlichkeit erhöht, ein Verhalten zu wiederholen, wenn diesem Verhalten ein Verstärker wie Beachtung, Lob, Anerkennung oder Belohnung folgt. Insbesondere bei ängstlichen Kindern können Ermutigungen zu besseren Leistungen führen. Allerdings ist vor übertriebener Verstärkung zu warnen, da das Kind davon abhängig werden kann und sich unter Umständen ein falsches Selbstbild aufbaut.

Werden Verhaltensänderungen durch das Kind selbst kontrolliert, bezeichnet man dies als Lernen durch Selbstkontrolle. Das kann beispielsweise durch bewußtes Wahrnehmen des eigenen Verhaltens geschehen, aber auch durch die sog. Situationskontrolle, bei der Hinweisreize geschaffen werden, die das Kind in kritischen Situationen an richtiges Verhalten erinnern. Das kann zu Hause die richtige Einstellung der Sitzmöbel sein, das Anbringen kleiner Klebepunkte oder die Aufklärung und die Gespräche innerhalb der Familie.

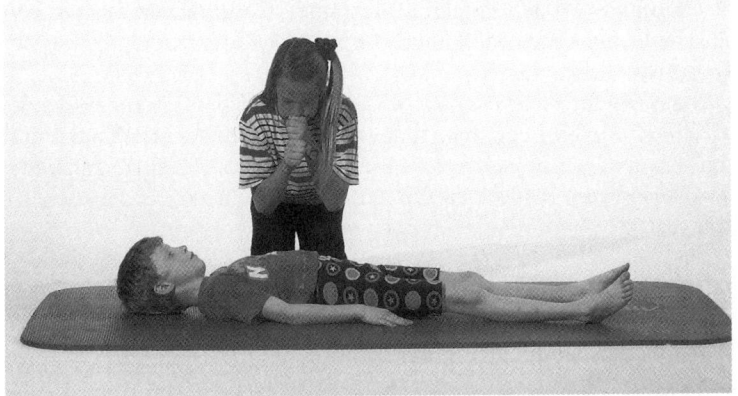

Die «Luftmatratze» wird aufgepumpt

Entspannung für Kinder?

An dieser Stelle probieren wir wieder eine kleine Partneraufgabe, die «Luftmatratze». Dabei liegt Ihr Kind in Rückenlage am Boden und stellt eine leere Luftmatratze dar. Prüfen Sie, ob alle Luftkammern auch geleert (Muskulatur entspannt) sind. Nun blasen sie die einzelnen Kammern der Luftmatratze (Arme, Beine, Rumpf) langsam auf und überprüfen mit den Fingern, ob die entsprechende Kammer auch richtig mit Luft gefüllt (Muskulatur gespannt) ist. Nach einigen Sekunden ziehen Sie wieder den «Stöpsel», die Luft entweicht, und das Teil liegt ganz entspannt am Boden. Zum Schluß blasen Sie die ganze Luftmatratze auf. Lassen Sie sich von Ihrem Kind berichten, wie es sich vor, bei und nach dem Aufpumpen gefühlt hat!

Spannung und Entspannung sind sowohl physische (körperliche) als auch psychosoziale Phänomene. Ihr gleichmäßiger Wechsel, die sogenannte innere Balance, ist wichtig für das ungestörte Ablaufen menschlicher Vorgänge. Wird das Gleichgewicht zu einer Seite hin gestört, entstehen Dysbalancen, aus denen häufig eine geminderte Leistungs- oder Anpassungsfähigkeit resultiert oder sich sogar in Nervosität, erhöhte Reizbarkeit, Verspannungen, Kopfschmerzen oder gar Erkrankungen (vegetative Störungen) äußern. Entspannung wird häufig mit Ausruhen, Abschalten, Regenerieren oder einfach dem

Streben nach Wohlbefinden gleichgesetzt. Entspannung ist der Zustand allgemeinen Wohlbefindens, einer psychischen und physischen Gelöstheit.

Auch Kinder wachsen in einer Umwelt auf, die durch zunehmende soziale und psychische Spannungen gekennzeichnet ist. Schulkinder sind besonderen Belastungen ausgesetzt (Schulstreß). Der fehlende Ausgleich beeinträchtigt die Kinder; sie scheinen in ihrer Persönlichkeit gestört.

Was bewirkt Entspannung bei Kindern?

➤ Entspannung kann sich in vielfältigen organisch-physiologischen Reaktionen äußern wie z. B. in einer Abnahme der Muskelspannung, einer Ökonomisierung der Atmung, der Herzarbeit und des Energieverbrauchs und einer verbesserten Durchblutung der Körperperipherie. Körperliche Empfindungen wie Gefühle von Schwere oder auch Leichtigkeit, von Wärme oder einem Kribbeln in den Fingern können damit einhergehen.

➤ Entspannung ist sehr stark mit der Fähigkeit zur Wahrnehmung des eigenen Körpers verbunden. Notwendig ist hierzu eine auf den eigenen Körper gerichtete Aufmerksamkeit (Körperbewußtsein) sowie die Möglichkeit, den Körper in seinen Teilen, Befindlichkeiten und Veränderungen wahrzunehmen (Körperwahrnehmung). Die Kinder lernen, ihren Körper bewußt zu erspüren und zu empfinden.

➤ Die Wahrnehmung von muskulärer Anspannung und Entspannung (bei sich oder auch bei anderen) sowie unterschiedlicher Spannungszustände sind wichtige Erfahrungen mit dem eigenen Körper. Dabei spielt insbesondere die Tatsache eine wichtige Rolle, daß die psychische Befindlichkeit eng mit dem muskulären Spannungszustand zusammenhängt. Hier sind für Kinder insbesondere die Erfahrungen wichtig, daß z. B. kritische Streßsituationen mit muskulärer Anspannung einhergehen und die emotionale Spannung gezielt durch Entspannungsübungen reduziert werden kann.

➤ Ruhe, Gelöstheit, Gelassenheit und Wohlbefinden sind positive psychische und soziale Erscheinungen der Entspannung. Ihr Erleben führt zu einem natürlichen Bedürfnis nach Entspannung.

➤ Eine Entspannungsübung mit dem Partner bedeutet Körperberührung zuzulassen, entweder indirekt über einen Gegenstand wie Massage-Igel, Tennisball, Holzstäbchen oder direkt über Klopfen, Ausstreichen und Schütteln. Dadurch können sich positive Einstellungen und Verhaltensweisen zum Umgang miteinander entwickeln.

➤ Entspannung in Form von Bewältigungsstrategien alltags- und schulbezogener Streßsituationen trägt zur Stabilisierung und Stärkung der Gesundheit bei.

Mit welchen Methoden erreicht man Spannungsabbau?

Erwachsene denken hierbei in der Regel immer zuerst an autogenes Training, Atementspannung, Tiefenmuskelentspannung, Yoga u. ä. Das naheliegendste bei Kindern ist jedoch die Bewegung. Insbesondere Spiele, die ein spontanes Ausleben von Bewegungsbedürfnissen ermöglichen, die Kleinen Spiele und Sportarten wie Schwimmen, Laufen, Radfahren und Skilaufen bewirken in richtiger Dosierung im Organismus eine positive Ermüdung, die zum Abbau von Spannungen führt und die Entstehung von Entspannungszuständen und Wohlbefinden ermöglicht. Für Kinder hat diese Art der Entspannung den Vorteil, daß ihr natürliches Bewegungsbedürfnis unterstützt wird. Weiterhin gibt es eine Reihe «naiver» Entspannungsmöglichkeiten; es sind Freizeitbeschäftigungen wie Lesen, Malen, Spielen, Musizieren, Musik hören usw., die ebenfalls eine ausgleichende und entspannende Wirkung haben.

Entspannungsmethoden müssen einfach, verständlich und schnell erlernbar sein, zur Schulung der Körperwahrnehmung beitragen, ein individuelles Üben ermöglichen und leicht im Alltag eingesetzt werden können.

Bei Kindern im Grundschulalter sollte der Einsatz von Entspannungsmethoden in Phasen erfolgen, in denen sie auch die Bereitschaft zeigen, die Aufmerksamkeit auf ihren Körper zu richten, d. h. in erster Linie in Phasen der Regeneration nach einer intensiven körperlichen Belastung.

Welche Bedeutung haben Information und Gespräche für Kinder?

Lernen durch Einsicht hat zwar bei Kindern im Grundschulalter noch nicht die Bedeutung wie bei Jugendlichen und Erwachsenen, aber dennoch ist eine kindgerechte Vermittlung wichtiger theoretischer Inhalte zur Unterstützung des praktischen Lernens sehr hilfreich. Dazu gehören beispielsweise einfachste Kenntnisse über Aufbau und Funktion der Wirbelsäule, die stützende Funktion der Muskulatur, Tips für richtiges Sitzen, Bücken, Heben, Tragen, Aufstehen und Hinlegen sowie Hinweise zur richtigen Einstellung von Sitz und Tisch.

Die Vermittlung muß dabei sehr anschaulich, plastisch und erlebnisreich sein und auf geeignete Lehrmaterialien wie Folien, Modelle, Comic-Figuren und Puppen zurückgreifen. Beispielsweise nehmen Kinder leichter Informationen über die Wirbelsäule auf, wenn sie ein Modell biegen und drehen können, den eigenen Körper (Dornfortsätze, Muskel) selbst ertasten, Bewegungen der Wirbelsäule gleich mit Übungen imitieren und Bewegungen bei sich oder einem Partner erspüren können. Die Kinder sollten dabei über ihre Eindrücke, Gefühle und Erlebnisse berichten.

Bewegung braucht das Kind!

Unter diesem Motto können Sie als Eltern und Vorbild Ihrem Kind am einfachsten helfen, gesund zu bleiben und sich wohl zu fühlen.

Wie einfach das ist, zeigen Ihnen folgende Beispiele:

➤ Besuchen Sie häufiger interessante Spielplätze, in denen sich Ihr Kind gemeinsam mit anderen Kindern austoben kann.

➤ Toben und spielen Sie auch in der Familie.

➤ Nutzen Sie gemeinsam die Möglichkeiten, die Ihnen die Natur bietet, z. B. Abenteuerwanderungen, Fahrradtouren, Ski- und Schlittenfahren, Schlittschuhlaufen, Schwimmbadbesuche.

➤ Legen Sie bei Ausflugs- und Urlaubsfahrten gemeinsame Bewegungspausen ein.

➤ Benutzen Sie Spiel- und Sportgeräte mit hohem Aufforderungscharakter, z. B. Luftballons, Pezzi-Bälle, Rollbretter, Therapiekreisel, Pedalos, Stelzen usw.

➤ Nutzen Sie zusätzliche Bewegungsangebote in der Schule (AG, Sportförderunterricht), in nahe gelegenen Turn- und Sportvereinen (Mutter-und-Kind-Turnen, Kinderturnen), in Familienbildungsstätten, in Gesundheitszentren der Krankenkassen oder innerhalb der Ferienangebote der Kommunen.

Ein Rückentraining wäre längst nicht so vonnöten und könnte spielerisch so ganz nebenbei geschehen, wenn wir unsere Kinder in ihrem Bewegungsdrang weniger hemmen würden. Schärfen Sie als Eltern Ihr Bewußtsein dafür, daß Sie selbst z. B. im Auto den Bewegungsraum der Kinder einschränken. Überprüfen Sie Ihre Wertmaßstäbe («Sitz ruhig», «Wenn du aufs Sofa gehst, sitz ordentlich»). Die beste Förderung, die Eltern ihren Kindern oftmals angedeihen lassen können, ist, sie weniger zu behindern.

Wo kann man sich über Angebote informieren?

➤ im zuständigen Kindergarten

➤ in der zuständigen Schule

➤ im nahe gelegenen Turn- und Sportverein

➤ im Sport- und Bäderamt

➤ im Gesundheitsamt

➤ in Ihrer Krankenkasse (ggf. ist auch die Teilnahme an Angeboten anderer Krankenkassen möglich)

Rückenschule für Kinder aus der Sicht des Orthopäden

(Dr. J. Fischer)

Rückenprobleme gelten allgemein als typisches Problem des mittleren und hohen Erwachsenenalters. Durch die Belastung des Alltags- und Arbeitslebens kommt es zu Verschleißerscheinungen der Wirbelsäule, die zu den typischen Rückenschmerzen führen.

Rückenschmerzen bei Kindern? Das scheint ausgeschlossen, da hier keine langdauernden Belastungen eingewirkt haben, die zu verschleißbedingten Beschwerden führen.

Der orthopädische Alltag zeigt jedoch in den letzten Jahren zwei Tendenzen:

1. Rückenschmerzen bei Kindern werden immer häufiger.
2. Das Durchschnittsalter, in dem erstmals Rückenschmerzen auftreten, verlagert sich zu immer jüngeren Patienten.

Die Wirbelsäule – Aufbau und Funktion

Die Wirbelsäule muß entgegengesetzte mechanische Funktionen erfüllen: einerseits muß sie sich als Stütz- und Trageorgan des Körpers starr verhalten. Andererseits muß sie für Bewegungen biegsam sein.

Die Wirbelsäule kann mit dem Mast eines Schiffes verglichen werden. Das Becken ist vergleichbar mit dem Rumpf des Schiffes. Hier ist der Mast des Schiffes verankert. Quer zur Wirbelsäule ist der Schultergürtel angebracht. Auf vielen Etagen finden sich Muskel- und Bän-

derstrukturen, die wie die Taue eines Schiffes die Wirbelsäule veran-
kern. Sie verspannen die Wirbelsäule wie einen Mast auf dem Becken.
Beim normalen symmetrischen Stehen sind die Spannkräfte der Muskeln und Bänder ausgeglichen. Der Mast steht vertikal und ist gestreckt.

Die Biegsamkeit der Wirbelsäule beruht auf der Konstruktion aus
vielen Einzelsegmenten. Die einzelnen Wirbelkörper sind durch die
dazwischen gelagerten Bandscheiben wie auf einem eingeschränkten
Kugelgelenk beweglich. Ergänzt wird das Ausmaß der Beweglichkeit
durch die verbindenden Elemente, die Wirbelgelenke. Die Gesamtbe-
weglichkeit der Wirbelsäule beruht auf der Summe der Einzelseg-
mentbewegungen.

Warum ist die Wirbelsäule krumm?

Die Wirbelsäule sieht von vorn
oder hinten betrachtet wie ein
gerader Stab aus. Von der Seite
zeigt die Wirbelsäule jedoch
vier typische Krümmungen. Im
Bereich der Halswirbelsäule ist
sie nach vorn konvex gebeugt.
Eine Gegenschwingung macht
die Wirbelsäule im Bereich des
Brustraums, und im weiteren
Verlauf krümmt sie sich nach
hinten als leichter Buckel. Er-
neut eine Gegenschwingung als
leichtes Hohlkreuz bildet sich
im Lendenbereich aus, die wiederum mit einer Gegenschwingung über das Kreuzbein im
Steißbein mündet.

   Diese harmonisch geschwun-
gene Wirbelsäule kann Stöße
abfedern, sie wirkt sozusagen
als Stoßdämpfer. Bei einer geraden Wirbelsäule würden Stö-

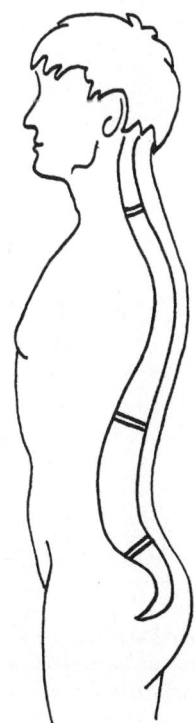

Die Wirbelsäule als zentrales Stützorgan des Körpers.

ße zu Schädigungen führen. Ebenso kann es bei einer zu stark gekrümmten Wirbelsäule zu übermäßigen Biegekräften kommen, die die Wirbelsäule vorzeitig überbeanspruchen und schädigen.

Die Wirbelsäule durchläuft während des Größenwachstums verschiedene Stadien. Bei der Geburt ist die Wirbelsäule weitestgehend als Rundrücken ausgeprägt. Sie bildet von der Seite betrachtet ein nach vorn offenes C. Mit etwa dreizehn Monaten ist die Lendenwirbelsäule gestreckt und zeigt nicht mehr die Fortsetzung der Gesamtkrümmung. Mit dem Beginn des dritten Lebensjahres bildet die Lendenwirbelsäule sowie auch die Halswirbelsäule eine Gegenschwingung aus. Bis zum zehnten Lebensjahr hat die Wirbelsäule ihre typische doppel-S-förmige Krümmung. Diese erst ermöglicht die Vollbelastung.

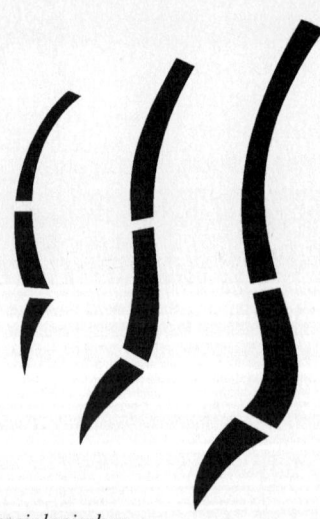

Die Entwicklung der physiologischen Wirbelsäulenkrümmung, zunächst die C-bogenförmige Krümmung der Wirbelsäule im Säuglingsalter mit Übergang zur typischen S-förmigen Schwingung des Erwachsenen.

Aus welchen Bausteinen setzt sich die Wirbelsäule zusammen?

Die Wirbelsäule setzt sich aus vielen kleinen Einzelbausteinen zusammen. Rein anatomisch besteht sie aus den Wirbelknochen. Diese wiederum setzen sich zusammen aus den tragenden Wirbelkörpern und den verbindenden Wirbelgelenken. Zwischen den Wirbelknochen liegt die Zwischenwirbelscheibe oder Bandscheibe. Gesichert wird das Ganze durch Bänderverspannungen der Wirbelknochen untereinander.

Betrachtet man die Wirbelsäule in ihrer Funktion, so ist die kleinste Einheit das Wirbelsäulensegment. Diese Funktionseinheit der Wirbelsäule setzt sich aus zwei benachbarten Wirbelknochen mit Wirbelkörpern und Wirbelgelenken sowie der dazwischen liegenden Zwischenwirbelscheibe zusammen.

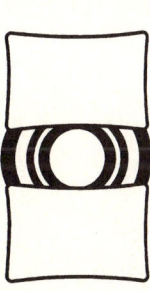

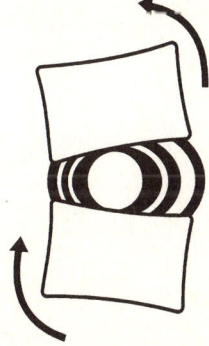

Darstellung des Bewegungssegmentes nach Junghanns. Zwischen zwei Wirbelkörper gelegene Bandscheibe im Ruhezustand.

Die Bewegung erfolgt kombiniert im Bewegungssegment, an dem sowohl zwei benachbarte Wirbelkörper wie dazwischen liegende Bandscheibe beteiligt ist.

Über die Zwischenwirbelscheibe sind die Wirbelkörper wie auf einem Kugellagerelement verbunden. Hals-, Brust- und Lendenwirbelsäule zeigen jedoch verschiedene Bewegungsmuster. Diese werden festgelegt durch die Ausrichtung der begrenzenden und stabilisierenden Wirbelgelenke.

Welche Wirkung hat die Bandscheibe?

Die Bandscheibe dient zum einen einer gelenkigen Verbindung zwischen zwei benachbarten Wirbelknochen, daneben aber als Stoßdämpfer zwischen den starren Knochen. Durch die Bandscheibe werden die einwirkenden dynamischen Kräfte, die auf die Wirbelsäule wirken, gleichmäßig über den ganzen Wirbelkörperquerschnitt verteilt. Es treten hierdurch keine schädlichen Spannungsspitzen auf. Harte Schläge werden durch das Puffersystem abgefedert.

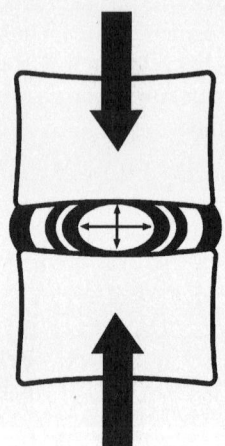

Die Bandscheibe bildet ein zentrales Pufferorgan, das wie ein Wasserbett die auftretenden Druckbelastungen gleichmäßig auf die Oberfläche verteilt.

Die Bandscheibe besteht aus zwei Anteilen. Den Kern bildet eine schleimige gallertige Masse mit hohem Wassergehalt (90 Prozent). Umhüllt wird dieser Gallertkern von einem Faserring aus konzentrischen Schichten. Diese umschließen wie eine Zwiebelschale in mehreren Lagen den weichen Gallertkern. Der Faserring ist eine hermetische Hülle, die ein Austreten des Gallertkerns nicht zuläßt. Vergleichbar ist die Bandscheibe im Prinzip mit einem Wasserbett, mit einem zentralen, gleichmäßig den Druck verteilenden Anteil Wasser und einer umgebenden Hülle.

Die Bandscheibe setzt sich aus dem zentralen Gallertkern (Nucleus pulposus) und dem darumliegenden Hüllgewebe zusammen. Das Hüllgewebe liegt zwiebelschalenförmig um den Gallertkern herum.

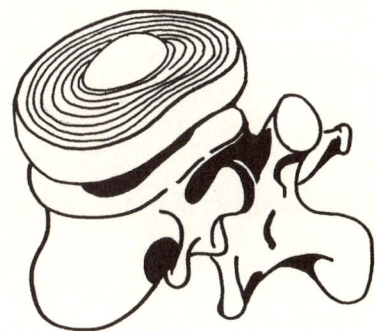

Auch im nicht belasteten Zustand steht der innere Gallertkern der Bandscheibe unter Druck. Bedingt wird das durch seine wasseranziehenden Substanzen. Diese lassen ihn in seiner äußeren Hülle anschwellen und bauen einen Druck oder eine Vorspannung auf

Der entscheidende Nachteil der Bandscheibe ist, daß sie nicht durch Blutgefäße in Innern ernährt wird. Darum können Ernährung sowie der Abtransport von Verbrauchsubstanzen nur durch einen Pumpmechanismus bewirkt werden. Ähnlich einem Schwamm, der ausgedrückt wird und wieder Wasser aufsaugt, wird die Bandscheibe durch einen ständigen Wechsel von Belastung und Entlastung ernährt.

Altert die Wirbelsäule?

In der Zeit des Wachstums, insbesondere im vorpubertären Wachstumsschub, stellen die Wachstumszonen, das sind die unteren und oberen Begrenzungsplatten der Wirbelknochen, die schwächsten Punkte in der Wirbelsäule dar.

In dieser Phase kommt die ungünstige Beanspruchung der Schulzeit durch das Sitzen hinzu.

Im mittleren Alter macht sich die zunehmende Verletzbarkeit der Bandscheibe bemerkbar. Durch die fehlende Blutgefäßernährung des zentralen Bandscheibenkerns beginnt sein Altern bereits zum Zeitpunkt der Geburt. Dies macht sich bemerkbar in einer verminderten Wasseranziehung der Substanzen des zentralen Gallertkernes und führt zu einer Verminderung der Vorspannung und zu einem nachlassenden Innendruck. Die Zwischenwirbelscheibe büßt ihre Elastizität ein. Belastbarkeit und die Toleranz bis zum Einreißen der äußeren Faserhüllen sinken zunehmend.

Von der Wirbelsäule zur Haltung – Haltungsstörungen

Das Gesamtbild des Menschen wird durch die Form des Skelettes, der Muskulatur sowie durch die aufrechte Haltung bestimmt. Die Haltung wird von vielen Faktoren beeinflußt. Zum einen durch die konstitutionellen Faktoren und die aktuelle Leistungsfähigkeit der Muskulatur, zum anderen durch den psychischen Zustand. Was eine schlechte Haltung ist, weiß jeder: schwieriger ist die Definition der normalen Haltung.

Die natürliche Haltung ist geprägt durch eine Standbein-Spielbein-Haltung, die in kurzen Abständen wechselt. Hierdurch wird die Ermüdung in Grenzen gehalten. Wir unterscheiden zwischen:

a) allgemeiner Haltung – diese entspricht der Haltung, die ein gesunder Mensch ohne Ermüdungzeichen unbewußt einnimmt.

b) die Ruhehaltung – bei zunehmender Ermüdung der Muskulatur oder verminderter Aufmerksamkeit verstärkt sich sich die Brust- und Lendenkrümmung. Die Gesamtachse der Wirbelsäule sowie das Lot der Wirbelsäule weicht zunehmend nach hinten aus.

c) aktive Haltung – bei aktiver Aufrichtung der Wirbelsäule streckt sich die Brust- und Halswirbelsäulenkrümmung. Die typische Beckenkippung nach vorn wird vermindert. Das Lot der Wirbelsäule verlagert sich weiter nach vorn.

Verantwortlich für die Aufrichtung der Wirbelsäule ist insbesondere die Rückenmuskulatur. Im Lendenbereich wirkt eine kräftige Bauchmuskulatur einer übermäßigen Lendenwirbelsäulenkrümmung entgegen. Gleichzeitig verringert sie eine zu starke Beckenkippung, die charakteristisch für eine schlechte Haltung ist.

Die Beckenaufrichtung und verminderte Lendenwirbelsäulenkrümmung wird durch das aktive Baucheinziehen (stramme Haltung) erwirkt. Dies bezeichnet man auch als Bauchpresse.

Welche Schäden der Haltung zeigen sich im Kindesalter?

Als Haltungsschaden bezeichnet man die verminderte Leistungsfähigkeit der Wirbelsäulen- und Bauchmuskulatur. Diese führt zu einer frühzeitigen Ermüdung. Durch die Ermüdung der Muskulatur kommt es zu einer stärkeren Lendenwirbelsäulenkrümmung und zum Vorwärtskippen des Beckens. Gleichzeitig wird der Schwerpunkt des Oberkörpers nach hinten verlagert.

Durch die Rückverlagerung des Schwerpunktes wird die Muskulatur entlastet und das Gewicht überwiegend passiv durch die Bänderstrukturen gehalten. Je stärker der Schwerpunkt nach hinten verlagert wird, um so geringer wird die zu leistende muskuläre Arbeit und um so stärker werden die passiven Strukturen, die Bänder belastet. Somit führt zwangsläufig die Entlastung der ermüdeten Muskulatur zu einer Mehrbelastung der Bänder. Diese sind für kurzfristige Haltearbeiten sehr gut geeignet, jedoch nicht, um langfristig passiv die Wirbelsäule zu stabilisieren.

Gibt es Unterschiede zwischen der Haltungsschwäche und Formfehlern der Wirbelsäule?

Als Haltungsschwäche bezeichnen wir Abweichungen von der normalen Haltung, die sich aktiv vollständig ausgleichen lassen. So ist die schlechte Haltung von Kindern mit vermehrter Hohlkreuzbildung, Rückenverlagerung des Schwerpunktes und vermehrter Krümmung des Oberkörpers in den allermeisten Fällen ein Haltungsschaden. Das Kind ist in der Lage, diese Haltungsschwäche vollständig auszugleichen. Zum Beispiel beim Sitzen wird es den Po stärker auf der Sitzfläche nach hinten verlagern, gleichzeitig die Lendenwirbelsäulenkrümmung abflachen und sich dadurch aufrichten. Die Schultern werden aktiv nach hinten geführt. Bei Ermüdung kann jedoch durch Erschlaffung der Muskulatur dieser Haltungsschaden wieder auftreten. Die aktive Korrigierbarkeit der Störung unterscheidet die Fehlhaltung grundlegend von den Formfehlern der Wirbelsäule.

Als Formfehler werden strukturelle Veränderungen der Wirbelsäule bezeichnet, die durch willentliche Anstrengungen nicht zu korrigieren sind. Hierbei sind im Kindesalter zum einen die verstärkten Wirbelsäulenkrümmungen, insbesondere die verstärkte Brustwirbelsäulenkrümmung, zu nennen. Diese ist häufig kombiniert mit einer verstärkten Lendenwirbelsäulenkrümmung, dem sogenannten hohlrunden Rücken. Daneben kommen großbogige Gesamtkrümmungen der Wirbelsäule (Rundrücken) sowie ein weitestgehender Verlust der Krümmung (Flachrücken) vor.

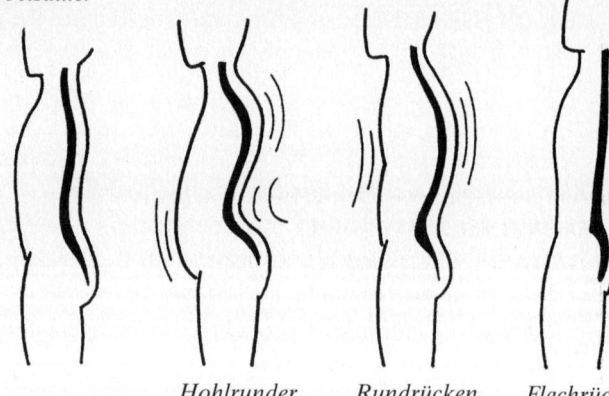

Normale Schwingung der Wirbelsäule.

Hohlrunder Rücken   *Rundrücken*   *Flachrücken*

Eine typische Jugenderkrankung ist der Morbus Scheuermann, eine Erkrankung, die sich durch eine verstärkte Brustkrümmung im präpubertären Wachstumsschub auszeichnet.

Die Ursache der Scheuermannschen Erkrankung liegt in einer Unregelmäßigkeit der knorpeligen Wachstumszone zwischen den Bandscheiben und den Grenzplatten der Wirbel. Dies führt zu einem Mißverhältnis zwischen mechanischer Beanspruchung und mechanischer Belastbarkeit. Meist werden die Wachstumszonen des vorderen

Wirbelsäulenabschnitts geschädigt, die Wirbelkörper verformen sich keilförmig; es kommt zu einer verstärkten Krümmung der Brustwirbelsäule.

Beim Morbus Scheuermann ist die Rückenmuskulatur häufig schwach und schlaff. Zunächst ist nur eine schlechte Haltung mit einem Rundrücken erkennbar. In den meisten Fällen hat der Jugendliche keine wesentlichen Beschwerden. Die Erkrankung wird daher häufig erst relativ spät erkannt.

Seitliche Wirbelsäulenverkrümmungen, die Skoliosen, sind typisch für das Kindes- und Jugendalter. Unter Skoliose versteht man eine Seitenverbiegung der Wirbelsäule mit Teileinsteifung der Wirbelsäule und Verdrehung der Wirbelkörper gegeneinander.

Gerade beginnende Wirbelsäulenseitverkrümmungen sind oft auch vom Fachmann schwer zu erkennen. Je stärker der Weichteilmantel, je stärker die Muskulatur oder das Unterhautfettgewebe, um so tiefer kommen die knöchernen Strukturen der Wirbelsäule zu liegen; desto stärker werden jedoch auch Formabweichungen verdeckt. Normalerweise ist der Rücken im Bereich der Dornfortsätze der Wirbelsäule grübchenförmig eingezogen. Diese grübchenförmige Muldung des Rückens bildet bei Aufsicht von hinten eine gerade, sich im Lot befindende Linie. Diese beginnt in der Mitte der Hinterhauptschuppe und endet normalerweise in der Analfalte. Geringgradige Seitverbiegungen der knöchernen Strukturen führen oft zu keiner stärkeren Verziehung dieser Muldung.

Wie entwickelt sich die Wirbelsäulenverkrümmung?

Grundsätzlich ist das Verhalten der Wirbelsäulenverkrümmung abhängig von ihrer Ursache. Im allgemeinen gilt jedoch, daß die Wirbelsäulenverkrümmung um so schlimmer im Laufe des Wachstums wird, je früher sie einsetzt. Solange das Kind wächst, ist mit einer Verschlimmerung der Wirbelsäulenverkrümmung zu rechnen, sofern keine geeignete Behandlung einsetzt. Es ist also sehr wichtig, daß eine Wirbelsäulenerkrankung frühzeitig erkannt wird.

Was ist eine gute Haltung?

Eine Haltung wird als gut bezeichnet, wenn sie auf den Beschauer einen guten oder schönen Eindruck macht. Es handelt sich hierbei um ein Gefühlsurteil. Die erste Schwierigkeit der objektiven Beschreibung einer guten Haltung liegt in der Definition der Norm. Bei einer normalen Haltung steht die Wirbelsäule in der Frontalebene im Lot; bei seitlicher Betrachtung zeigt sie eine harmonische S-förmige Krümmung, deren Schwerpunkt in der Mitte des Körpers ruht. Es gibt jedoch eine relativ große Streubreite individueller Varianten, die fließende Grenzen zu krankhaften Abweichungen zeigt. Hier liegt die zweite Schwierigkeit: eine Abgrenzung der noch normalen Haltung zu beginnenden krankhaften Formen läßt sich nicht exakt ziehen. (Für die Beurteilung der Haltung und der körperlichen Leistungsfähigkeit Ihres Kindes finden Sie im Kapitel «Testverfahren» einige Leistungstests, die Sie selbst durchführen können [S. 57].)

Wirbelsäule und Fuß

Füße und Beine stellen die Fundamente der Wirbelsäule dar. Störungen im Bereich der Füße sowie der Unter- oder Oberschenkel, Störungen im Bereich der Sprung-, der Knie- oder Hüftgelenke können schädigende Auswirkungen auf die Wirbelsäule haben. Typischerweise läßt sich dies an einer Beinverkürzung darstellen. Ist ein Bein kürzer als das andere, so verkippt das Becken. Die darauf aufbauende Wirbelsäule muß zur Seite abweichen. Damit der Oberkörper nicht überhängt, kommt es zu einer Gegenschwingung, so daß die Wirbelsäule meist eine S-förmige Seitverbiegung zeigt.

Besteht einseitig ein Plattfuß, so führt dies zu einer Erniedrigung der Fußhöhe. Dies wirkt sich funktionell als Beinverkürzung aus. So wird es an diesem einleuchtenden Beispiel verständlich, daß auch Fußfehlformen Auswirkungen auf die Wirbelsäule besitzen können.

Es gibt eine Vielzahl von Fußfehlformen. Achten Sie darauf, ob Ihr Kind Schmerzen beim Laufen oder Springen hat, ob es zu enges Schuhwerk trägt. Wenn Ihr Kind Fußschmerzen hat, sollten Sie einen Arzt aufsuchen. (Auch für die Beurteilung der Fußmuskelleistungsfähigkeit finden Sie einige Tests, die Sie selbst durchführen können, im Kapitel «Testverfahren».

Was versteht man unter aktiver und passiver Haltung?

Unter aktiver Haltung versteht man die überwiegend durch Muskelkraft gehaltene, unter passiver Haltung die überwiegend durch Bänder gehaltene Wirbelsäulenstellung. Normalerweise findet ein ständiger Wechsel zwischen aktiver und passiver Haltung statt. Die Beanspruchung der Wirbelsäule ist bei passiver Haltung größer, obwohl diese Haltung die bequemere ist. Die Bänder sind auf Dauer der Beanspruchung nicht gewachsen. Bei einer überwiegend passiven Haltung wird die Muskulatur überstreckt, während die Bandscheiben unphysiologisch beansprucht werden. Passive Haltungen werden bei Kindern relativ häufig angetroffen. Solange sich die Wirbelsäule aktiv aufrichten läßt, ist dieser Befund nicht krankhaft. Da aber eine passive, schlaffe Haltung die Wirbelsäule verstärkt beansprucht, kann sie über Jahre gesehen zu einem vorzeitigen Verschleiß der Wirbelsegmente führen.

Entwicklung und Reifung des Kindes

Der Haltungs- und Bewegungsapparat setzt sich aus einer Vielzahl von Einzelbausteinen zusammen. Jeder Einzelbaustein ist genetisch festgelegt. Nicht nur die krankhafte Skelettfehlentwicklung, sondern auch die gesunde Entwicklung ist bereits zum Zeitpunkt der Geburt determiniert. Die Ausformung der Körperanlagen und Funktionen erfolgt aber in Wechselwirkung mit Umwelteinflüssen.

Die Skelettentwicklung sowie die Entwicklung des Bewegungsapparates steht in enger Beziehung zum allgemeinen Entwicklungsprozeß des Organismus. So kann die Entwicklung des Haltungs- und Bewegungsapparates geradezu ein Gradmesser der allgemeinen Entwicklung sein. «Wachstum» und «Entwicklung» werden oft synonym verwendet. Dies ist nicht korrekt, wenngleich sich beide beeinflussen.

Unter Wachstum verstehen wir die Zunahme der Körpermaße oder einzelner Teile; als Entwicklung bezeichnet man die zunehmende Differenzierung der Form und Funktion.

Wachstum und Entwicklung begründen die Reifung des Kindes zum erwachsenen Menschen. Diese Reifung kann verlangsamt (retardiert) oder beschleunigt (akzeleriert) sein. Wachstum und Entwicklung laufen in typischen Phasen ab. Wenngleich der menschliche Organismus kontinuierlich wächst und alle Organe an diesem Wachstumsprozeß teilnehmen, variiert jedoch die Geschwindigkeit und die Intensität des Wachstums. Als praktisch hat sich die Einteilung in fünf große Gruppen erwiesen:

– Säuglingsalter
– Kleinkindalter (bis zum vierten Lebensjahr)
– Kindesalter (vom fünften bis siebten Lebensjahr)
– Präpubertäres Wachstumsalter (achtes bis elftes Lebensjahr)
– Pubertätsalter

Diese Einteilung folgt dem kalendarischen Alter. Häufig kommt es jedoch zu Diskrepanzen zwischen dem biologischen Alter des Kindes und dem rein kalendarischen. Die Entwicklungsphasen orientieren sich ausschließlich an dem biologischen Alter des Kindes.

Dennoch reicht für die alltägliche Beurteilung die o.g. Grobeinteilung aus. Für diese Phasen typisch sind Neigung zu bestimmten Krankheiten, Verhaltensformen sowie typische Entwicklungsschritte.

Welche typischen Entwicklungsschritte gibt es in der Säuglingsphase?

Das erste Jahr nach der Geburt ist geprägt von dem stärksten Wandel in der funktionellen Entwicklung überhaupt. Ganz im Vordergrund steht die Entwicklung der Bewegung (neuromotorische Entwicklung). Gerade in dieser Frühphase können bereits Bewegungsstörungen erkannt werden; durch eine Frühbehandlung lassen sich stärkere Schäden verhindern. Die Entwicklung des Haltungs- und Bewegungsapparates ist in diesem Alter stark mit der gehirngesteuerten Bewegungsentwicklung koordiniert, so daß eine Trennung dieser beiden Entwicklungen nicht möglich ist. Die Entwicklung des frühkindlichen Verhaltens kann man in fünf Hauptbereiche gliedern:

a) Grobbewegungsmuster (Grobmotorik)
b) Feine Bewegungen mit kleinem Bewegungsausschlag (Feinmotorik)
c) Sprache, Sehen und Hören
d) Sozialverhalten
e) Entwicklung von Reflexaktivitäten.

Die Bewegungsentwicklung der Säuglingsphase ist gekennzeichnet durch sogenannte Antischwerkraftleistungen. Diese bestehen insbesondere in der Kopfhaltung und Kopfkontrolle, später in der Erlernung des Sitzens. Über den Vierfüßlerstand wird dann das Stehen erreicht. Während die Bewegungsmuster des Säuglings anfangs durch Reflexe beherrscht werden, bekommen im Laufe des ersten Lebensjahres komplexe Haltungen und Bewegungen größere Bedeutung.

Was geschieht im Kleinkindalter?

Die Kleinkindphase ist gekennzeichnet durch die Anpassungsvorgänge an die Schwerkraft. Der Bewegungs- und Haltungsapparat paßt sich den Erfordernissen des Stehens und Laufens an. Das geschieht in drei Entwicklungsschritten:

a. die Achsenentwicklung der Beine
b. die Entwicklung der Fußstellung
c. die Haltungsentwicklung.

Die körperliche Gestalt ist im Kleinkindalter geprägt durch den großen Kopf. Die relative Kopfgröße beträgt mit einem Jahr 22 Prozent, also mehr als ein Fünftel der Gesamtkörpergröße. Der Rumpf ist gegenüber den Armen und Beinen relativ groß und meist von walzenförmiger Gestalt. Langsam beginnt in dieser Phase die Streckung der Beine. Deren Anteil an der Gesamtkörperlänge steigt von 39 Prozent gegenüber dem ersten Lebensjahr auf 45 Prozent im fünften Lebensjahr an.

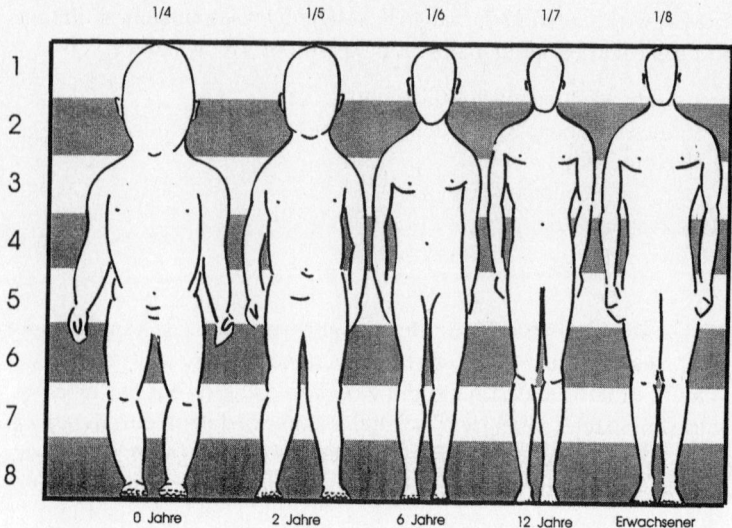

Die Entwicklung der Körperproportionen. Während beim Säugling der Kopf ein Viertel der Gesamtlänge einnimmt, ist der beim Erwachsenen nur noch mit einem Anteil von einem Achtel an der Körpergröße beteiligt.

Während beim Säugling bis zum ersten Lebensjahr ein O-Bein als normal zu bezeichnen ist, zeigt das Kleinkind ein X-Bein. Die Neigung zum X-Bein ist beim Jungen stärker als beim Mädchen. Gleichzeitig fällt den Eltern häufig eine Innendrehung der Beine auf. Mit zunehmendem Alter verschwindet das X-Bein und ist ab dem vierten bis sechsten Lebensjahr nicht mehr nachweisbar.

Diese typischen Entwicklungsschritte der Beinachsenentwicklung müssen durchlaufen werden. Treten sie nicht auf, so ist dies ein Hinweis auf gestörte Entwicklung. Eine gerade Beinachse beim Kleinkind beziehungsweise beim Kind vor dem sechsten Lebensjahr kann Hinweise auf eine stärkere Störung der Beinachsenentwicklung sein. Ein Alarmsignal stellt die umgekehrte Entwicklung dar: Zeigt bereits ein Säugling bis zum ersten Lebensjahr ein X-Bein oder zeigt ein Kleinkind kein O-Bein, so ist von einer schweren knöchernen Fehlentwicklung auszugehen. Hier müssen rechtzeitig eingehende Untersuchungen die Ursache aufdecken und geeignete Therapiemaßnahmen vorgenommen werden.

Während des Wachstums kann durch eine operative Wachstumslenkung eine physiologische Beinachse herbeigeführt werden. Nach Abschluß des Wachstums sind sehr viel schwerere operative Eingriffe nötig, um eine Beinachsenkorrektur herbeizuführen.

Auch der Fuß entwickelt sich. In der Anfangsphase ist die Fußstellung geprägt durch die O-Bein-Stellung der Beine sowie durch die Innendrehneigung. Das beim Erwachsenen vorhandene Längsgewölbe des Fußes ist in der frühen Kleinkindphase meist nicht zu sehen. Beim Säugling ist es noch durch das Säuglingsfettpolster ausgefüllt. Ein flaches Fußgewölbe sowie die Knickfußstellung stellt einen normalen Entwicklungsschritt des Fußes dar. Läßt man die Kinder auf der Zehenspitze laufen, so richtet sich der Knickfuß aktiv alleine durch die Muskelzüge auf. Dieser typische Kleinkindknickfuß bedarf keiner Therapie.

Wie entwickelt sich die Haltung? Die Aufrichtung von der Horizontalen zur Senkrechten erfordert eine Menge an Anpassungsvorgängen in der Gliederkette des Haltungs- und Bewegungsapparates. In der Anfangsphase der aufrechten Haltung ist eine auffallende Hohlkreuzbildung im Bereich der Lendenwirbelsäule festzustellen. Der Bauch ragt meist weit nach vorn. Durch die schwache Bauchdeckenmuskulatur und das starke Hohlkreuz ist der Körperschwerpunkt stärker nach vorn verlagert.

Die Bewegungsentwicklung kann stichpunktartig folgendermaßen charakterisiert werden:

Mit achtzehn Monaten kann das Kind sich am Geländer festhalten, treppauf oder treppab gehen, einen Puppenwagen schieben, oder es wirft einen Ball, ohne zu fallen. Mit zwei Jahren kann das Kind die Treppe ohne Festhalten auf und ab gehen. Es hebt Gegenstände von der Erde auf, ohne umzufallen. Mit zweieinhalb Jahren kann das Kind bereits selbständig auf Zehenspitzen gehen und mit drei Jahren auf einem Bein stehen, ohne umzufallen. In diesem Alter sind die komplexen Bewegungsmuster, wie Dreiradfahren, möglich.

Wodurch ist das Kindesalter gekennzeichnet?

In der Phase des fünften bis siebten Lebensjahres, dem Kindesalter, verlagert sich der Körperschwerpunkt zunehmend rückwärts. Die Hüftgelenke werden vollständig gestreckt, das Lendenhohlkreuz verschwindet. Die Bauchdecke flacht sich ab. Die Bewegungen werden lockerer und flüssiger. Der Bewegungsdrang wird stärker und die Bewegungsausschläge kontrollierter. Dauerbeanspruchungen wie langes Sitzen und Stehen vermeiden Kinder instinktiv. Die Wachstumsentwicklung verlangsamt sich.

Was prägt die präpubertäre Phase?

Im Schulkindalter steigert sich der Bewegungsdrang. Das Längenwachstum nimmt weiter ab. Am Ende des elften Lebensjahres beträgt es beim Jungen nur noch vier Zentimeter pro Jahr. Die Haltungsentwicklung ist geprägt von einer Zunahme der Dauerleistungsfähigkeit. Im Schulkindalter ist der Arm-Vorhaltetest die geeignete Untersuchungsmaßnahme zur Erkennung von Haltungsschwächen (siehe Kapitel «Testverfahren»).

Was geschieht in der Pubertät?

Die Pubertät ist die Zeit eines tiefgreifenden Umbruchs mit körperlichen und seelischen Problemen. Es kommt in dieser Phase zu einem Mißverhältnis zwischen Skelettwachstum und muskulärer Entwicklung. Dauerbelastungen wie z.B. langes Sitzen werden wieder schlechter vertragen. Gerade diese schlechte Toleranz für Dauersitzbelastung fällt jedoch zusammen mit einer überlangen Sitzbeanspruchung in der Schule. Diese Diskrepanz zwischen Belastbarkeit der Wirbelsäule und der schulischen Beanspruchung führt häufig zu Belastungsbeschwerden im Bereich der Wirbelsäule. Kinder klagen oft über frühzeitige Ermüdung beim Sitzen. Es fällt eine überwiegend passive Sitzhaltung auf. Auf dem Sitz wird der Po relativ weit nach vorn verlagert, die Wirbelsäule C-bogenförmig an die Stuhllehne gehängt. Diese passive Haltung verstärkt die Mehrbelastung der Wirbelsäule.

Orthopädische Erkrankungen des Kindes

So wie die Entwicklungs- und Wachstumsphasen durch den typischen Gestaltswandel des Kindes sowie durch phasenspezifische Entwicklungsschritte der Bewegungsentwicklung gekennzeichnet sind, so sind diese Phasen jedoch auch kennzeichnend für bestimmte Erkrankungen. Das heißt, in einzelne Entwicklungs- und Wachstumsphasen fallen für diese Phasen typische Erkrankungen.

Im Bereich der Wirbelsäule kann es während der Entwicklung im Mutterleib zu Störungen in der Differenzierung und im Aufbau des typischen Segmentes der Wirbelsäule kommen. So können durch fehlende Entwicklung oder durch behinderte Entwicklung der Wirbelsegmente Wirbelverblockungen vorkommen. Sind zwei Wirbel vollständig miteinander symmetrisch verblockt, so behindert dies die weitere Wirbelsäulenentwicklung nur geringgradig. Eine einseitige Verblockung bewirkt jedoch eine schwere Entwicklungsstörung der Wirbelsäule. Da hier auf der Seite der Verblockung der Wirbel praktisch nicht oder nur stark gebremst wächst, wächst er auf der Gegenseite völlig ungehemmt. Dies führt zu einer starken Verkrümmung der Wirbelsäule. Es sind z. B. zwei Wirbel auf der linken Körperseite fest zusammen verblockt, entsteht eine fast winkelförmige rechtskonvexe starke Seitverbiegung der Wirbelsäule. Sind zwei Brustwirbelsäulen in den vorderen Anteilen miteinander verblockt und wachsen sie in dem rückennahen Anteil normal, so entsteht eine stärkere Buckelbildung im Bereich der Brustwirbelsäule.

Typische, bei Geburt bereits vorhandene Entwicklungsstörungen der Wirbelsäule finden sich in der Lendenwirbelsäule. Hier kann es zu Spaltbildungen in den rückennahen Anteilen der Wirbelsäule kommen. Diese sind häufig kombiniert mit Fehlentwicklungen im Bereich des Rückenmarkes (Spina bifida). Besteht eine einfache Spaltbildung nur in den knöchernen Anteilen, so hat das praktisch keine klinische Bedeutung. Ist diese knöcherne Spaltbildung jedoch mit einer Fehlentwicklung des Rückenmarkes kombiniert, so sind Störungen des Bewegungs- und Halteapparates zu erwarten. Von einfachen Fußfehlstellungen bis zu kompletten Lähmungen beider Beine im Sinne einer kompletten Querschnittslähmung werden gesehen. Durch diese Störungen ist die Wirbelsäule für Belastungen weniger widerstandsfähig. Hier sind vorbeugende Maßnahmen enorm wichtig.

Wodurch ist die Scheuermannsche Erkrankung gekennzeichnet?

Die Angaben zur Häufigkeit des Auftretens des krankhaften jugendlichen Rundrückens (Scheuermannsche Erkrankung) schwanken zwischen 0,5 und 9,0 Prozent. Führt man große Röntgenreihenuntersuchungen durch, so lassen sich die Röntgensymptome des Morbus Scheuermann bei bis zu dreißig Prozent der Untersuchten feststellen.

Als Ursache ist eine Störung im Bereich der Wirbelkörperwachstumsbereiche zu finden. Die Störung des Wirbelkörperwachstums wird mit einer hormonellen Ursache in Verbindung gebracht. Hierfür sprechen neben tierexperimentellen Untersuchungen die typische, durch die Wirkung der Sexualhormone geprägte präpubertäre und pubertäre Phase. Daneben ist jedoch auch eine erbliche Disposition zu fordern, da der Morbus Scheuermann familiär gehäuft zu finden ist. Am oberen und unteren Rand der Wirbelkörper finden sich die Wachstumsplatten der Wirbel. Diese zeigen bei Morbus Scheuermann eine unregelmäßige Verknöcherung mit Ausbildung von Defekten (sogenannte Schmorlsche Knötchen). In diese Defekte stülpt sich Bandscheibengewebe ein. Hier preßt sich die Bandscheibe durch schwache Punkte in den Deck- und Grundplatten der Wirbelkörper. Dies führt zu einer Minderung der Pufferfunktion gegenüber den gesunden Zwischenwirbelscheiben und zu einer erhöhten Druckbeanspruchung. Durch die vermehrte Belastung der Wirbelsäule in den vorderen Wirbelkörperanteilen kommt es zu einer keilförmigen Verformung der Wirbelköper. Tritt dies im Bereich der Brustwirbelsäule auf, so kommt es zu einer Verstärkung der Brustwirbelwölbung mit stärkerer Buckelausprägung. Bei den Kindern zeigt sich eine allmähliche Zunahme des Rundrückens. Treten diese keilförmigen Verformungen im Bereich der Lendenwirbelsäule auf, so führen sie zu einer Abflachung der normalen Lendenkreuzmuldung bis hin zu einer vollständigen Abflachung. Jede körperliche Belastung der vorderen Wirbelkörperabschnitte fördert die Verformung der Wirbelkörper.

Da die Erkrankung häufig ohne wesentliche Beschwerden abläuft und nur eine schleichende Zunahme der normalen Brustwirbelsäulenkrümmung zeigt, wird sie erst relativ spät bemerkt. Der nun deutlich imponierende Rundrücken flacht sich auch in der tiefen Rutschhaltung im Vierfüßlerstand nicht ab. Bei längerem Bestehen der Erkrankung klagen die Kinder über belastungsabhängige

Beschwerden im Bereich der Wirbelsäule. Es finden sich dann häufig stärkere Verspannungen im Bereich der Rückenmuskulatur. Bewiesen wird die Diagnose durch eine Röntgenuntersuchung. Diese zeigt die Deformierung und keilförmige Umgestaltung der Wirbelkörper, die tiefen Einbrüche im Bereich der Wirbelkörper, der Grund- und Deckplatten sowie die unruhige Begrenzung der Wirbelkörper.

Das Hauptgewicht der Behandlung konzentriert sich auf die Verminderung der verformenden Belastungen und Überlastungen. Eine schwere Verkrümmung ist einer wesentlichen Verbesserung oder Operation nicht mehr zugänglich. Deshalb muß das Ziel der Behandlung sein, die Erkrankung so früh wie möglich zu erkennen und frühzeitig einer Therapie zuzuführen. Mehr als bei anderen Erkrankungen gilt hier: Vorbeugen ist besser als Heilen.

Erste Therapiemaßnahme stellt die Kräftigung der Rückenmuskulatur dar. Die Korrektur einer bereits vorhandenen Haltungsschwäche kann die Fehlbelastungen im Alltag so gering wie möglich halten. Intensive muskuläre Kräftigung setzt eine gezielte krankengymnastische Übungsbehandlung voraus. Zur Vermeidung von Fehl- oder Überbelastungen ist eine entsprechende Berufsberatung erforderlich. Berufe, die mit schwerem Heben oder Tragen und somit ständig vornübergeneigter Körperhaltung verbunden sind, sollten vermieden werden.

Bei stärkeren Fällen ist im akuten Krankheitsstadium neben der aktiven gymnastischen Aufrichtung eine passive Korsettaufrichtung zu ergänzen. Die Mindestdauer einer solchen Korsettbehandlung beträgt mehr als ein Jahr. Bei sehr starken Ausprägungen sind vor allem nach Ende des Wachstums auch operative Korrekturen möglich. Hierbei wird operativ die Wirbelsäule aufgerichtet und anschließend versteift.

Wie entstehen Skoliosen?

Unter Skoliose versteht man eine Seitenverbiegung der Wirbelsäule mit Verdrehung der Wirbel gegeneinander. Diese Verbiegung läßt sich durch muskuläre Anspannungen nicht ausgleichen. In der Unmöglichkeit zur aktiven Korrektur besteht der Unterschied zur verkrümmenden Fehlstellung aufgrund von Beinlängendifferenzen oder als schmerzbedingte Verkrümmung.

Die Ursache der Wirbelsäulenverkrümmung ist unterschiedlich und teilweise in ihrer Form ungeklärt.

Ursachen

1. Ungeklärte Skoliosen (größte Gruppe)
2. Durch Störungen des Nervensystemes bedingte Wirbelsäulenverkrümmung
   a. Kinderlähmung
   b. Gehirnschädigung
   c. Angeborene Wirbel- und Rückenmarksschädigungen
   d. Unfallbedingte Verletzungen des Rückenmarks
   e. Durch Rückenmarkserkrankung bedingte Muskelschwächung (spinale Muskelatrophie)
3. Angeborene Verkrümmungen (z. B. durch Halbwirbel oder Wirbelverblockungen)
4. Unfallbedingte Veränderungen (z. B. nach Wirbelkörperbruch oder Operationen)
5. Durch Infektionen (z. B. Tuberkulose der Wirbelsäule)
6. Verkrümmung durch Stoffwechselerkrankungen (z. B. Rachitis, Glasknochenkrankheit)

Je nach Ursache kommt es zur mehr oder weniger starken Verkrümmung der Wirbelsäule. Gleichzeitig besteht immer eine Verdrehung der Wirbelkörper gegeneinander. Im Bereich der Brustwirbelsäule folgen die Rippen dieser Drehbewegung, und es entsteht ein Rippenbuckel. Durch die Verformung des Brustkorbes kann es zu Verlagerungen des Herzens und der Lunge und somit zu Lungenfunktionsstörungen und zur Mehrbelastung der rechten Herzkammer kommen.

Um eine Wirbelsäulenverkrümmung festzustellen, betrachtet man den entkleideten Patienten vom Rücken her. Besteht ein Beinlängenunterschied, so muß dieser zuvor durch Unterlage von Brettchen ausgeglichen werden. Im Bereich der Mittellinie der Wirbelsäule tastet man höckrige Vorwölbungen. Diese werden durch die Dornfortsätze des Wirbelkörpers bedingt. Im Normalfall liegen sie übereinander. Das Lot der Dornfortsätze der Halswirbelsäule fällt durch die Afterspalte. Bei der Beurteilung wird neben der Geradlinigkeit der Dornfortsätze und des Lots auch die Schulterhöhe links und rechts verglichen. Bei stärkeren Verkrümmungen zeigt die Schulterkulisse eine unterschiedliche Höhe.

Nach Betrachtung der Wirbelsäule vom Rücken her läßt man das

Kind nach vorne überbeugen. Hierbei werden Verkrümmungen deutlicher sichtbar. Gleichzeitig können beim vorgebeugten Patienten Rippenbuckel bzw. Lendenwulstbildungen beurteilt werden. Auf der konvexen Seite einer Wirbelsäulenverkrümmung kommt es im Bereich der Brustwirbelsäule zur Vorwölbung der Rippen, dem sogenannten Rippenbuckel. Im Bereich der Lendenwirbelsäule wölbt sich die Muskulatur seitlich der Wirbelsäule vor. Hier spricht man vom Lendenwulst. Diese Rippenbuckelbildung bzw. Lendenwulstbildung kann häufig bereits vor Erkennen der Verkrümmung durch Aufsicht auf die Dornfortsätze bemerkt werden. Hat man den Verdacht einer Wirbelsäulenverkrümmung, so sollte diese durch eine Röntgenuntersuchung bestätigt werden. Durch Einzeichnen von festgelegten Linien kann die Verkrümmung der Wirbel gegeneinander vermessen und in Winkelgraden angegeben werden. Somit kann durch Röntgenkontrolluntersuchung eine weitere Verschlechterung der Wirbelsäulenverkrümmung frühzeitig erkannt werden.

Für die Prognose der Wirbelsäulenverkrümmung ist neben der Ursache das Alter zum Zeitpunkt des Auftretens entscheidend. Die häufigste Wirbelsäulenverkrümmung aus ungeklärter Ursache verschlechtert sich im allgemeinen bis zum Abschluß des Wachstums. Somit muß während des gesamten Knochenwachstums eine Behandlung der Wirbelsäulenverkrümmung erfolgen. Die Verschlechterung der Wirbelsäulenverkrümmung korreliert mit dem Wachstum und der Reifung des Skeletts, jedoch nicht mit der Wachstumsgeschwindigkeit. Zur Beurteilung, wie stark die Wachstumsneigung und damit das Risiko einer weiteren Verschlechterung der Wirbelsäulenverkrümmung ist, wird die Wachstumsfuge am Beckenoberrand herangezogen. Diese Wachstumslinie wird nach Risser je nach Ausprägung in vier Stadien unterteilt. Je weniger gut die Beckenwachstumslinie ausgeprägt ist, um so höher ist das Risiko einer stärkeren Zunahme der Wirbelsäulenverkrümmung.

Da die Ursache der Wirbelsäulenverkrümmung sehr unterschiedlich ist, läßt sich auch kein für alle Verkrümmungen gültiges Therapieschema aufstellen. Es zeigt sich jedoch, je früher eine Wirbelsäulenkrümmung erkannt wird und je früher die Therapie einsetzt, um so besser sind die Behandlungserfolge. Bei leichten Verkrümmungen mit Winkelwerten, die, nach Cobb gemessen, zwischen fünfzehn und zwanzig Grad liegen, wird Haltungsturnen und eine ausschließlich krankengymnastische Übungsbehandlung eingeleitet. Durch die

Kräftigung der Rumpfmuskulatur wird die Zunahme der Verkrümmung gebremst.

Eine regelmäßige Kontrolle der Wirbelsäulenverkrümmung muß jedoch begleitend erfolgen. Bei stärkeren Krümmungen mit Mittelwerten zwischen zwanzig und fünfzig Grad muß neben der krankengymnastischen Therapie eine äußere Stützung der Wirbelsäule und eine äußere Begradigung erfolgen. Hierzu bedient man sich eines Korsetts. Es gibt eine Unzahl verschiedene Korsetts auf dem Markt. Ziel aller Korsettbehandlungen ist es, die Verkrümmung der Wirbelsäule zu verringern und die weitere Verschlechterung aufzuhalten. Allen Korsettbehandlungen gemeinsam ist, daß eine begleitende krankengymnastische Behandlung unabdingbar ist.

Ist die Verkrümmung der Wirbelsäule stärker als fünfzig Grad oder nimmt die Wirbelsäulenverkrümmung trotz krankengymnastischer Behandlung und trotz Therapie mit einem Korsett rasch zu, so müssen operative Maßnahmen ergriffen werden. Hierbei sollte die Operation jedoch nach Möglichkeit erst kurz vor Wachstumsabschluß durchgeführt werden. Nach Wirbelsäulenoperationen zur Begradigung einer Verkrümmung wächst die Wirbelsäule nicht mehr weiter. Es kommt daher zu einem Wachstumsstillstand der Wirbelsäule nach der Wirbelsäulenoperation. Bei Mädchen sollte daher das Knochenalter mindestens elf, bei Knaben mindestens zwölf Jahre betragen. Auch bei den operativen Verfahren gibt es verschiedene konkurierende Möglichkeiten. Gemeinsam ist diesen Verfahren, daß zunächst vor der Operation durch geeignete äußere Hilfsmittel eine größtmögliche Streckung der Wirbelsäule vorgenommen wird. Operativ wird die Wirbelsäule dann durch mehr oder weniger starke Metallimplantate aufgerichtet und zusätzlich durch Knochenspananlagerungen versteift. Durch die moderne operative Orthopädie sind die Risiken der Behandlung verringert worden. Dennoch stellen wirbelsäulenbegradigende operative Eingriffe erhebliche Belastungen für den Patienten dar. Es muß im Einzelfall eine Abwägung von Vor- und Nachteilen eines Belassens der Verkrümmung und einer operativen Begradigung mit Versteifung erfolgen. Gleichgültig wie schwer die Verkrümmung ist, müssen Alltagsbelastungen so gering wir möglich gehalten werden. Nur hierdurch können Beschwerden auf ein Minimum reduziert werden.

Testverfahren

Wichtigste Voraussetzung der Beurteilung der kindlichen Haltung ist, das eigene Kind im entkleideten Zustand anzusehen. Betrachten Sie bewußt Ihr Kind von der Seite und von hinten. Lassen Sie Ihr Kind sich nach vorn beugen, und achten Sie darauf, ob die Krümmung der Wirbelsäule harmonisch erfolgt.

Einer der wichtigsten und aussagekräftigsten Tests ist der sogenannte Armvorhaltetest.

Der Armvorhaltetest nach Matthiass

Fordern Sie Ihr Kind auf, zunächst den Bauch einzuziehen und die Schultern zurückzunehmen. Das Kind nimmt nun die sogenannte aktive aufgerichtete Haltung ein. Lassen Sie es nun die Arme in die Horizontale nach vorn strecken. In dieser Stellung soll das Kind eine halbe Minute die Arme gestreckt halten.

Hierbei betrachten Sie es von der Seite. Beim haltungsgesunden Kind soll sich der Rumpf nicht nach hinten verlagern und das Becken nicht nach vorne verschoben werden.

Es ist günstig, wenn das Kind vor einer Wand mit einer senkrechten Linie steht; so ist es für Sie einfacher, ein nach vorn abweichendes Becken bzw. eine Rückverlagerung des Rückens zu erkennen. Achten Sie darauf, ob die Arme langsam nach oben wandern oder ob sie in der Horizontale bleiben. Das muskelkräftige Kind hält die Arme in der Horizontalen, während die Arme beim muskelschwachen zunehmend schräg nach oben

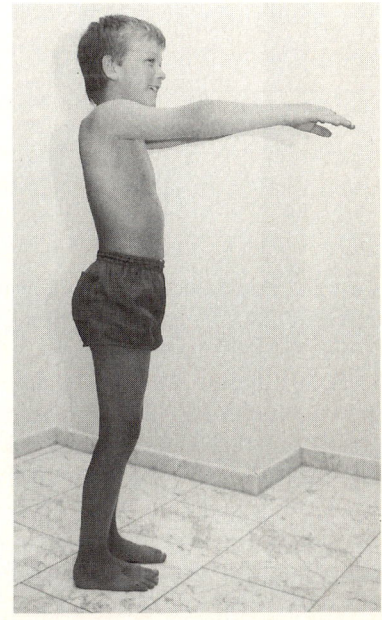

zeigen. Achten Sie darauf, ob die Schulterblätter am Rumpf anliegen oder ob sie zunehmend abstehen. Bei muskelschwachen Kindern zeigt sich ein Abstehen der Schulterblätter.

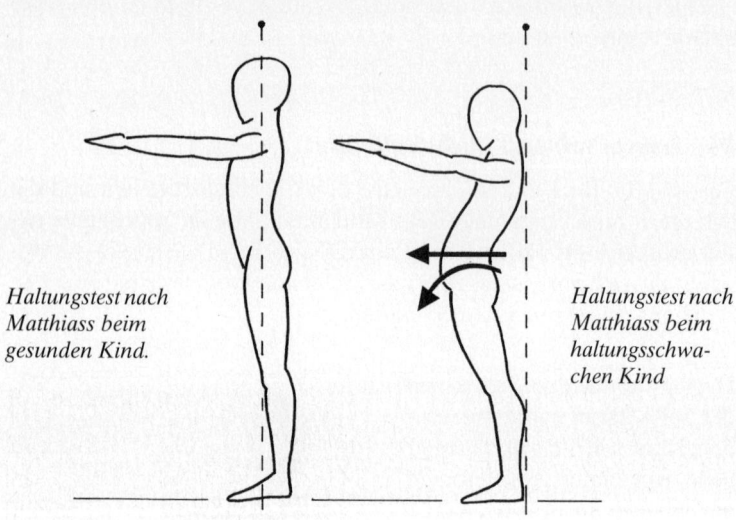

Haltungstest nach Matthiass beim gesunden Kind.

Haltungstest nach Matthiass beim haltungsschwachen Kind

Ihr Kind besitzt eine normale Leistungsfähigkeit, wenn es sich aktiv aufrichtet, das heißt, wenn ein deutlicher Unterschied zwischen der Ruhehaltung (passive Haltung) und der aktiven Aufrichtung (das heißt Bauch einziehen und Schulterrückführung) besteht. Während des Armvorhaltens bleiben die Arme in der Horizontalen. Die Schulterblätter stehen nicht ab. Das Becken verlagert sich nicht nach vorn, und der Rumpf weicht nicht nach hinten ab.

Bei der erstgradigen Schwächung zeigt sich kein deutlicher Unterschied zwischen der Ruhehaltung und aktiven Aufrichtung. Während des Armvorhaltens zeigt sich ein langsames Rückwärtsneigen des

Oberkörpers sowie ein leichtes Anheben der Arme. Das Becken weicht nach vorn ab.

Bei einer zweitgradigen Haltungsschwäche findet sich keine Differenz zwischen passiver Ruhe und aktiver aufgerichteter Haltung. Das Kind kann sich nicht in die korrekte Ausgangsposition begeben. Bereits beim Anheben der Arme weicht der Oberkörper nach hinten ab, und das Becken kippt leicht nach vorn. Die Arme werden nicht horizontal nach vorn gehalten, sondern bereits leicht nach schräg oben.

Wie erkenne ich Verkürzungen der Muskulatur?

Gerade beim Kind kommt es durch einseitige Fehlhaltung zu dauerhaften Verkürzungen der Muskulatur. Durch eine Verkürzung der rückwärtigen Oberschenkel- und Gesäßmuskulatur wird die Beugefähigkeit des Rumpfes eingeschränkt.

Der Rumpfvorbeugetest

Mit dem Rumpfvorbeugetest können Sie die Beweglichkeit der Wirbelsäule und das Vorhandensein einer Verkürzung der rückwärtigen Oberschenkel und Gesäßmuskulatur testen.

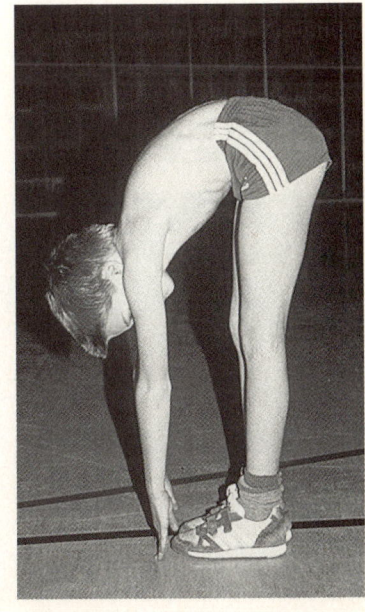

Ihr Kind steht vor Ihnen, beugt den Oberkörper nach vorn und versucht mit gestreckten Kniegelenken, mit den Fingerspitzen den Boden zu berühren.

Mit diesem Test können starke Verkürzungen erkannt werden. Da jedoch in diesen Test sowohl die Beweglichkeit der Wirbelsäule wie die Dehnbarkeit der Muskulatur eingeht, können sowohl Störungen der Wirbelsäulenbeweglichkeit wie Verkürzungen der Muskulatur zu einer Einschränkung führen. Bei normaler Beweglichkeit der Wirbelsäule und normaler Dehnbarkeit der rückwärtigen Oberschenkelmuskulatur sollte Ihr Kind mit den Fingerspitzen den Boden berühren können. Die Wirbelsäule sollte von der Seite betrachtet eine gleichmäßige, harmonische Schwingung zeigen.

Mit diesem Test kann man, wenn man flach über den Rücken hinwegschaut, auch frühzeitig eine Seitenverkrümmung (Skoliose) erkennen.

Während mit dem Rumpfbeugetest die Beugefähigkeit der Wirbelsäule und die Dehnbarkeit der rückwärtigen Oberschenkel und Gesäßmuskulatur getestet wird, erkennt man in der tiefen Rutschhaltung die Streckbarkeit der Wirbelsäule sowie die Dehnbarkeit der Brustmuskulatur.

Der Rutschhaltungstest

Ihr Kind geht zunächst auf die Knie. Das Kniegelenk wird um neunzig Grad gebeugt. Die Oberschenkel stehen senkrecht. Die Arme werden weit nach vorn gestreckt, bis die Unterarme flach auf dem Boden liegen. Nun fordern Sie Ihr Kind auf, mit der Brust den Boden zu erreichen. (Abb. unten)

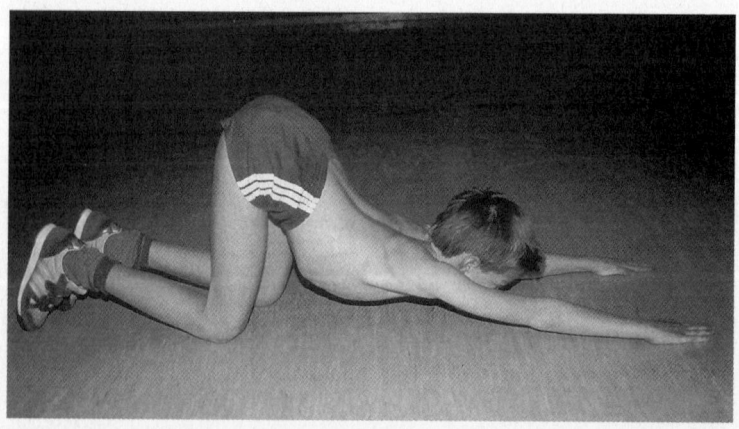

Achten Sie darauf, daß die Oberschenkel nach wie vor senkrecht bleiben. Die Wirbelsäule ist ausreichend streckbar, wenn die Brustwirbelsäule leicht bogenförmig gekrümmt ist. Bei mangelhafter Dehnbarkeit verbleibt die Brustwirbelsäule in einer deckenwärts gerichteten Biegung, und es verbleibt ein Winkel zwischen Armen und Rumpf.

Der Fußmuskulaturtest

Die Beurteilung der Fußmuskelleistungsfähigkeit ist gerade im Kindesalter enorm wichtig. Hinweise für eine muskuläre Schwäche sind Klagen der Kinder über Fußschmerzen nach längerem Wandern oder längerem Springen. Achten Sie darauf, daß der Fuß Ihres Kindes nicht durch zu enges Schuhwerk eingezwängt wird.

Zur Überprüfung der muskulären Leistungsfähigkeit lassen Sie Ihr Kind barfuß laufen. Betrachten Sie Ihr Kind vom Rücken. Die Ferse zeigt normalerweise eine leichte Knickstellung nach außen.

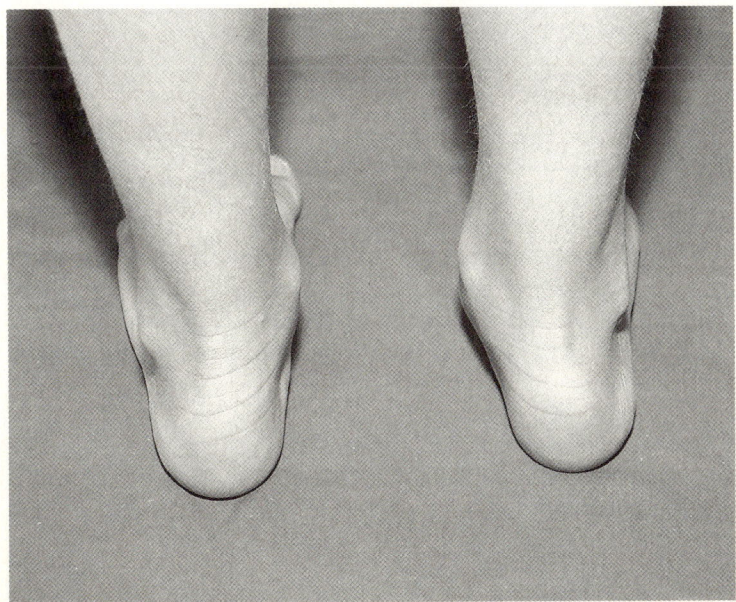

Fordern Sie Ihr Kind nun auf, sich auf die Zehenspitzen zu stellen. Hierbei muß die Ferse sich aufrichten und nach innen verkippen.

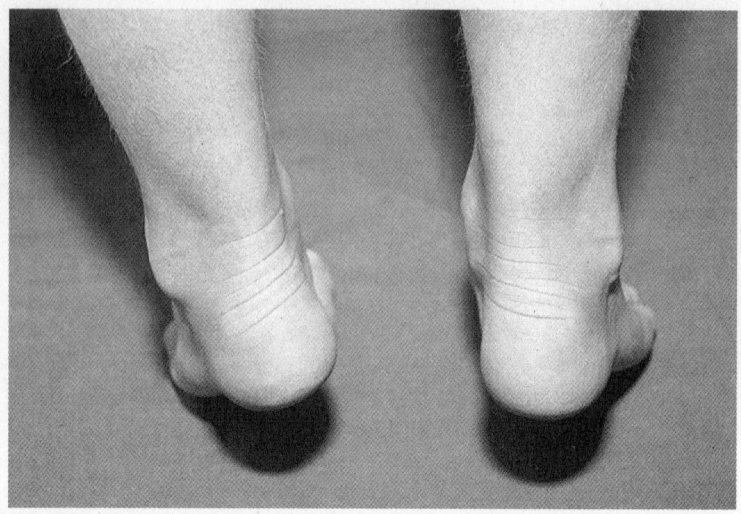

Gesunder, lockerer Knickfuß, der sich im Zehenstand vollständig aufrichtet. Die Rückfußachse wird im Zehenstand aktiv nach innen gekippt.

Zwischen dem fünften und siebten Lebensjahr sollte der Zehenspitzenstand fünf Sekunden, im Schulalter zehn Sekunden gehalten werden können.

Bei einer Schwächung der Fuß- und Wadenmuskulatur ist es dem Kind nicht möglich, entsprechend lange den Zehenspitzenstand einzuhalten. Eine stärkere Dysbalance der Fußmuskulatur liegt vor, wenn die Außenkippung der Ferse beim Zehenspitzengang nicht in eine Innenkippung übergeht.

Die Zehenbeuger sowie die Zehenfunktion können Sie im Greiftest erproben. Hierzu fordern Sie Ihr Kind auf, ein am Boden liegendes Tuch anzuheben.

Sitzkinder?!
Sitzen in der Schule und zu Hause

Kinder sitzen schon im Grundschulalter wöchentlich gut 25–30 Stunden an ihrem Arbeitsplatz Schulbank. Die Zeit, die sie bei anderen Gelegenheiten wie Essen, Spielen, Fernsehen usw. verbringen, ist noch nicht mitgerechnet. Es gibt Untersuchungen, nach denen Oberschüler bis zu 30 Stunden wöchentlich fernsehen, sich aber nur zwei Stunden täglich körperlich betätigen. Paradoxerweise trifft der «Sitzzwang» Schulkinder zu einem Zeitpunkt, wo für eine gesunde Entwicklung des gesamten Organismus Bewegung enorm wichtig ist. Machen Sie sich doch einmal die Mühe und protokollieren Sie einen Tag oder eine Woche lang, bei welchen Gelegenheiten Ihr Kind sitzt, wie lange es sitzt und auf was es sitzt.

Warum sitzt der Mensch?

Diese philosophische Frage könnte Bücher füllen und tut es auch. Kurz gesagt, die Sitzhaltung bringt uns eine Reihe von entscheidenen Vorteilen:

➤ Die Rumpfstabilität wird verbessert, da im Vergleich zum Stehen der Körperschwerpunkt näher an der Unterstützungsfläche liegt.

➤ Hüftgelenke und Beine werden entlastet, da das Rumpfgewicht über die Sitzbeinhöcker auf die Sitzunterlage übertragen wird und nicht wie beim Stehen über die Hüftgelenke auf die Beine.

➤ Der Energieverbrauch ist im Vergleich zum Stehen geringer, und es kommt zu einer Entlastung des Kreislaufs.

Weshalb sitzt der Mensch so wie er sitzt?

Haben Sie sich schon einmal Gedanken über die Art und Weise des Sitzens gemacht? Betrachten Sie einmal Ruhepositionen eines Klein-kindes, z.B. beim Spielen. Sie werden vielleicht feststellen, daß es ab und zu in der Hocke verweilt, wie manche Völker Asiens oder Afrikas, die den Stuhl nicht kennen und zum Essen, zum Ausruhen oder zu Gesprächen diese Hocke einnehmen.

Das Sitzen auf dem Stuhl, so wie wir es gewohnt sind, reicht bis in die Zeit der Ägypter (2000 v. Chr.) zurück. Der Stuhl war dort vorwiegend Statussymbol und ist es bis zur heutigen Zeit zum Teil noch geblieben, wenn man sich so manchen Chefsessel ansieht.

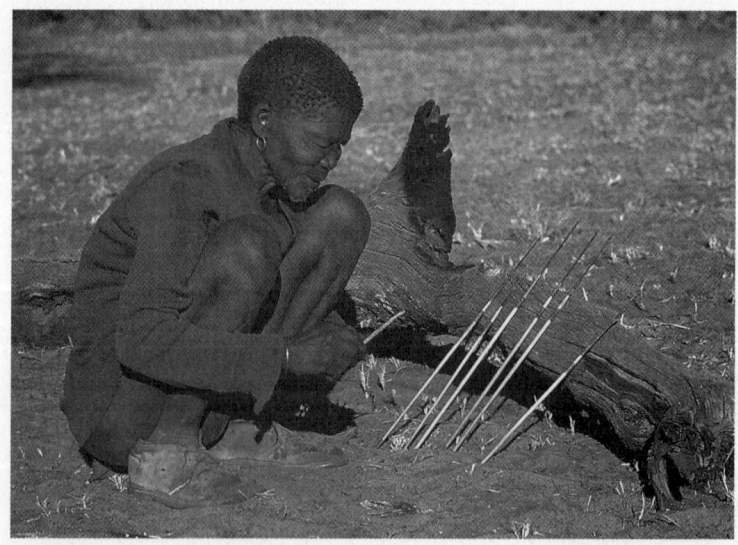

«Typische Sitzhaltung eines Kalahari-Buschmannes bei der Herstellung seiner Giftpfeile». Foto: G. Kenntner

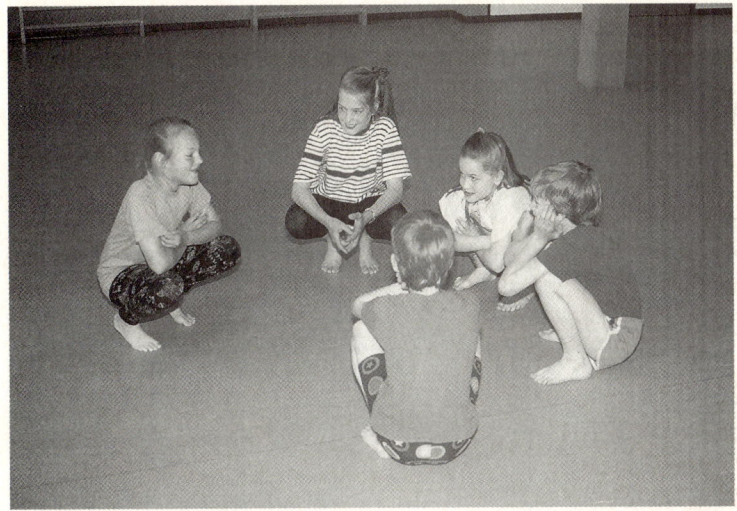

Die Wirbelsäulenmuskulatur ist weitgehend entlastet, das Rumpfgewicht wird auf die Oberschenkel und Knie abgegeben.

Welchen Einfluß hat das Sich-Setzen auf die Sitzhaltung?

Beobachten Sie bitte Ihr Kind beim Hinsetzen auf einen Stuhl, und achten Sie dabei auf die Form seiner Wirbelsäule. Können Sie beispielsweise feststellen, daß die Wirbelsäule in eine eher runde Form verfällt? Was dabei geschieht, ist folgendes: Das Becken wird auf den Sitzbeinhöckern aufgesetzt und dreht über diese nach hinten, bis der Rücken entweder die Stuhllehne oder die Steißbeinspitze die Sitzfläche berührt (3-Punkte-Sitz). Durch die Verbindung mit dem Becken macht die untere Lendenwirbelsäule diese Rückwärtsbewegung mit. Diese Bewegung läuft weiter in eine großbogige Rundung (Kyphose) der Lenden- und Brustwirbelsäule und eine übermäßige Höhlung der Halswirbelsäule. Es entsteht das typische Bild eines Rundrückens.

Dadurch wird der Schwerpunkt des Rumpfes wieder über die Sitzbeinhöcker gebracht, was zum Lesen und Schreiben über einer Arbeitsplatte ja notwendig ist.

Um zu verhindern, daß das Becken schon gleich beim Sich-Setzen nach hinten dreht, ist gezielt die Aufmerksamkeit auf diesen Vorgang zu richten.

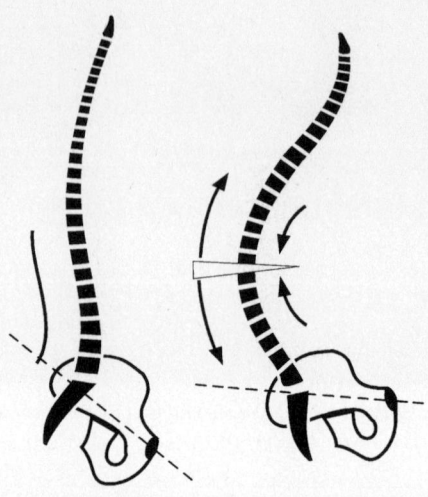

Durch Zurückdrehen des Beckens entsteht beim Hinsetzen (Sitzen) das typische Bild des Rundrückens mit einer ungünstigen Belastung von Bandscheiben, Bändern und Muskeln.

Warum wird das Sitzen von vielen Orthopäden als ungesund bezeichnet?

Die Beschäftigung mit dem Sitzen ist nicht neu. Schon im 19. Jahrhundert wurden von medizinischer Seite Forderungen hinsichtlich des Sitzens und der Gestaltung von Sitzmöbeln laut. Staffel formulierte z. B. 1884 in seiner «Hygiene des Sitzens» wesentliche Zusammenhänge zwischen dem Sitzen und Formveränderungen der Wirbelsäule und gab Hinweise zum Erreichen einer aufrechten Sitzposition.

Junghanns bezeichnete 1980 das Sitzen «an sich schon als die schlechteste Haltung für den menschlichen Körper».

So sind nachteilige Folgen von langandauerndem Sitzen, besonders in der typischen Rundrückenhaltung:

➤ eine Erschlaffung und teilweise auch Verkürzung der Bauchmuskulatur, eine Verspannung oder Verkürzung der Hüftbeugemuskulatur

➤ die Entwicklung eines Rundrückens (Überdehnung der Rückenmuskulatur und des rückwärtigen Bandapparates)

➤ die Beengung innerer Organe, insbesondere der Atmungs- und Verdauungsorgane,

➤ eine erhöhte Belastung der Wirbelsäule (Wirbelkörper, Bandscheiben)

➤ das Auftreten von Kopfschmerzen (Schulkopfschmerz) bei vornübergeneigter Schreib- und Lesehaltung (mit Verspannung der Nackenmuskulatur)

➤ eine Behinderung des venösen Blutstroms und somit eine zusätzliche Belastung der Blutgefäße in den Beinen (Krampfaderprobleme bei Erwachsenen)

Beeindruckende Ergebnisse brachten Untersuchungen der schwedischen Forscher Nachemson und Andersson in den 70er Jahren, welche die Druckbelastungen der dritten lumbalen Bandscheibe sowie die Muskelaktivität im Rücken in Abhängigkeit verschiedener Haltungen gemessen haben.

➤ Danach stellt das Sitzen ohne Stütze eine größere Belastung für die Bandscheiben dar als das Stehen.

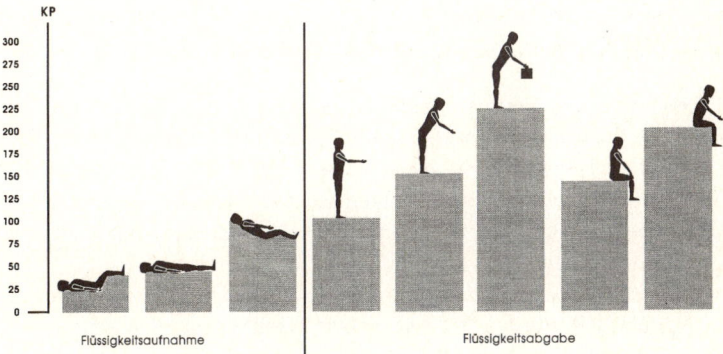

Ungefähre Belastung der Lendenbandscheiben bei verschiedenen Stellungen

➤ Die Belastung auf die Bandscheiben ist bei ungestütztem Sitzen dann am geringsten, wenn sich die Wirbelsäule in ihrer physiologischen Form befindet, man also gerade sitzt. Der Bandscheibeninnendruck steigt bei einer krummen Sitzhaltung an, während die Haltearbeit der Rückenmuskulatur abnimmt. Das können wir subjektiv ganz gut nachempfinden, denn ein aufrechtes Sitzen wird allgemein als anstrengender empfunden als eine leicht nach vorn gebeugte Rundrückenhaltung. Die Bandstrukturen übernehmen dabei die Haltearbeit, wir hängen sozusagen «in unseren Bändern». Bei chronischer Überlastung kann es hier zu schmerzhaften Zuständen kommen.
Nicht die Entlastung der Muskulatur ist unser erklärtes Ziel, sondern eine Verminderung der Druckbelastung für die einzelnen Wirbelsäulenelemente.

➤ Durch Aufstützen der Arme auf den Oberschenkeln oder der Schreibplatte wird der Druck erheblich reduziert, ebenso beim Zurücklehnen und bei der Benutzung einer Stütze im Bereich der Lendenwirbelsäule (Lendenbausch).

➤ Der Bandscheibeninnendruck sowie die Beanspruchung der Rückenmuskulatur reduzieren sich beim entlasteten Sitzen durch Zurückneigen der Rückenlehne. Leider ist hierbei kein Arbeiten am Schreibtisch möglich.

Für die Ernährung und Gesunderhaltung der Bandscheiben ist ein häufiger Wechsel zwischen Belastung und Entlastung notwendig: Die Bandscheibe lebt von der Bewegung.

Für das Sitzen unseres Kindes heißt das:

➤ Ganz allgemein ist viel Bewegung zu empfehlen und eine Reduzierung des stundenlangen Sitzens.

➤ Kleine Bewegungspausen wie Aufstehen, Strecken, Gehen usw. sollten selbstverständlich werden.

➤ Das richtige Sitzen ist einzuüben und das Körperbewußtsein zu schulen.

➤ «Dynamisch sitzen», also häufiger die Sitzpositionen wechseln. Alternative Sitzgelegenheiten nutzen und den Körper bewußt durch Abstützen entlasten.

Vielleicht ist Ihnen aufgefallen, daß diese Empfehlungen sich ausschließlich auf das Verhalten beziehen und ganz unabhängig von den vorhandenen Verhältnissen wie Tisch, Stuhl, Hilfsmittel sind. Der Sitzergonomie wollen wir uns später widmen.

Wie sitzt man richtig?

Die Sitzhaltung ist richtig, wenn die Wirbelsäule sich in ihrer physiologischen Form befindet. Das Becken mit dem Kreuzbein als Basis der Wirbelsäule ist dabei leicht nach vorn gekippt. Der Übergangsbereich vom Kreuzbein zur Lendenwirbelsäule (LWS) wird dabei optimal belastet.

Während der Beckenkippung bewegt sich der Brustkorb mit, indem er sich leicht hebt. Dadurch ist eine freiere Atmung möglich. Die Halswirbelsäule (HWS) wird gestreckt, damit die Wirbelsäulenelemente gleichmäßig belastet sind.

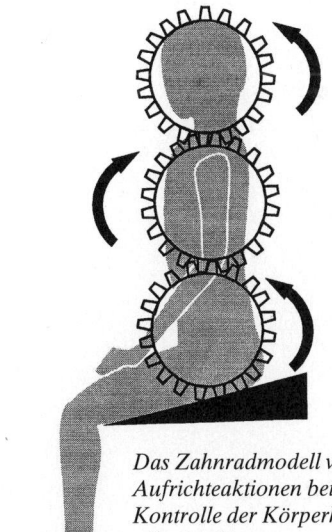

Das Zahnradmodell veranschaulicht die Aufrichteaktionen bei der bewußten Kontrolle der Körperhaltung im Sitzen:
- *Beckenkippung*
- *Brustkorbhebung*
- *Halswirbelsäulenstreckung*

Brügger hat das Einnehmen dieser aufrechten Haltung mit einem Zahnradmodell verglichen. Dreht das unterste Zahnrad (Becken) nach vorn, läuft das nächste gegengleich nach hinten (und hebt somit den Brustkorb), um das dritte wieder nach vorn drehen zu lassen (und somit die HWS zu strecken).

Man sollte allerdings immer bedenken, daß auch das richtige Sitzen über längere Zeit eine Haltungskonstanz mit einer unphysiologischen Belastung für Bandscheiben, Bandstrukturen und Muskulatur darstellt – also auch nicht ideal ist. So ist letztlich das aufrechte Sitzen ohne Unterbrechung und ohne Stützhilfen nicht zu empfehlen und auch nicht durchzuführen. Vermeiden kann man die konstante Belastung z.B. durch Beckenbewegungen auf der Sitzfläche, Wechsel der Sitzstellungen, Einnahme von Entlastungshaltungen oder durch einfache Bewegungsübungen – generell durch einen dynamischen Wechsel von Anspannung und Entspannung, Aktivierung und Regeneration.

Schulkinder, insbesondere im Grundschulalter, sind aufgrund ihres natürlichen Bewegungsbedürfnisses ohnehin kaum in der Lage, längere Zeit still zu sitzen und konzentriert zu arbeiten. Sie bewegen sich automatisch, rutschen auf dem Stuhl hin und her, verändern laufend ihre Sitzposition und drängen nach einer gewissen Zeit zu Spiel und Bewegung. Diesem Drang müssen wir entsprechen! Lassen Sie Ihr Kind z.B. vor den Hausaufgaben spielen, und erlauben Sie ihm auch zwischendurch die Bewegungspause.

Wie kann man die physiologische Sitzhaltung erlernen?

Dazu führen Sie als Eltern gemeinsam mit Ihrem Kind einige Übungen durch. Jeder benötigt dazu einen Stuhl. Ergänzen können Sie Ihre Requisiten noch durch einen Stab sowie einen Sitzkeil oder ein Sitzkissen.

Eissäule
Setzen Sie sich auf Ihren Stuhl oder Hocker, und erstarren Sie jetzt alle zu Eissäulen, d. h., sie bewegen sich nicht mehr. Schließen Sie nun Ihre Augen, um die Aufmerksamkeit besser nach innen lenken zu können. Versuchen Sie nun, Ihre momentane Sitzhaltung wahrzunehmen, ohne sie zu verändern. Durchleuchten Sie dabei Ihren Körper. Wie stehen die Füße auf dem Boden? Wie sitzen Sie auf dem Stuhl? Wie ist Ihr Rücken geformt? Nachdem Sie alle wieder «aufgetaut» sind, besprechen Sie gemeinsam, wie Sie sich als sitzende Eissäule gefühlt haben.

Beine des Pharao
Wir nehmen jetzt eine Haltung ein, ähnlich wie die Pharaonen in grauer Vorzeit. Setzen Sie sich auf den vorderen Teil Ihres Stuhls, und öffnen Sie die Knie hüftbreit. Die Knie sollten dabei nicht höher als die Hüfte sein, eher die Oberschenkel leicht nach unten abfallen. Beide Fußsohlen haben vollen Kontakt zum Boden, die Fußspitzen zeigen leicht nach außen.

Spüren Sie, worauf Sie sitzen? Setzen Sie sich einmal auf Ihre Hände. Spüren Sie Ihre Sitzbeinhöcker? Ertasten Sie als nächstes die Beckenkämme und die Dornfortsätze.

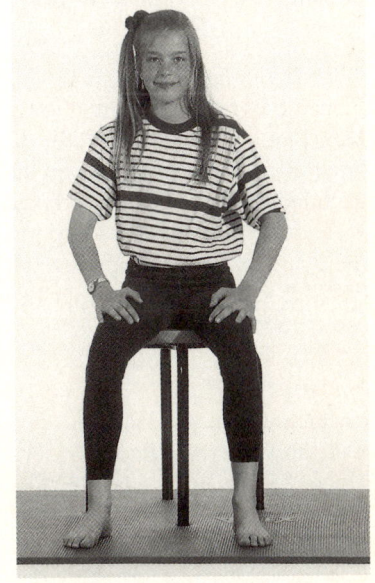

Die Ausgangsstellung im Sitzen

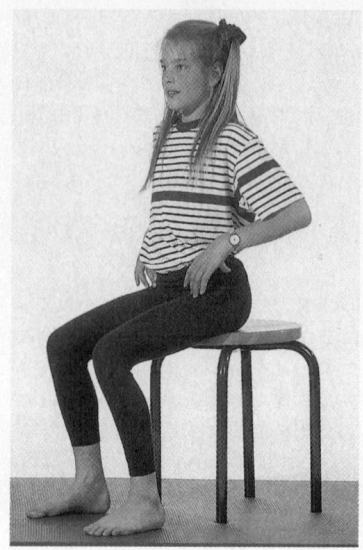 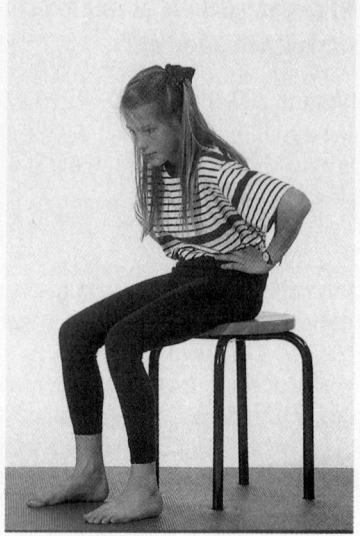

Die Beckenkippung fördert die Aufrichtung des Oberkörpers, die Beckenaufrichtung (Zurückdrehen) die typische Rundrückenhaltung

Wasserschöpfen

Fassen Sie mit den Händen jeweils rechts und links an den Beckenkamm und kippen (drehen) Sie das Becken nach vorn mit der Vorstellung, ein volles Wasserbecken auszuschütten. Danach drehen Sie es nach hinten, «um das Wasserbecken wieder vollaufen zu lassen». Wie verändert sich dabei die Körperhaltung? Können Sie feststellen, daß Sie beim Zurückdrehen des Beckens etwas in sich zusammensinken und daß sich der Oberkörper beim Vorkippen des Beckens wie von selbst aufrichtet?

Spürst du die Höhle?

Legen Sie nun eine Hand auf den Bauch, die andere an den unteren Teil Ihrer Wirbelsäule (ins Kreuz) und «schöpfen Sie Wasser», also kippen Sie das Becken nach vorn und hinten. Spüren Sie die Bewegung Ihrer Wirbelsäule? Beim Vorkippen des Beckens ist eine leichte Aushöhlung im Kreuz zu spüren, beim Zurückdrehen eine Streckung der Lendenwirbelsäule. Legen Sie nun auch einmal Ihre Hand an die LWS Ihres Kindes, und spüren Sie die Veränderung im Bereich der LWS.

Abstand verändern
Legen Sie eine Hand auf den Bauch, die andere Hand auf die Brust, und verändern Sie den Abstand zwischen beiden Händen. Ändert sich dabei die Form Ihrer Wirbelsäule, wohin wandert dabei das Brustbein, und welche Bewegung macht Ihr Becken? Spüren Sie, daß beim Zusammensinken das Becken nach hinten dreht?

Wo ist der Atem?
Sitzen Sie nun «krumm» und beobachten für einen Moment Ihre Atmung. Richten Sie sich nun auf und beobachten, was mit Ihrem Atem geschieht.

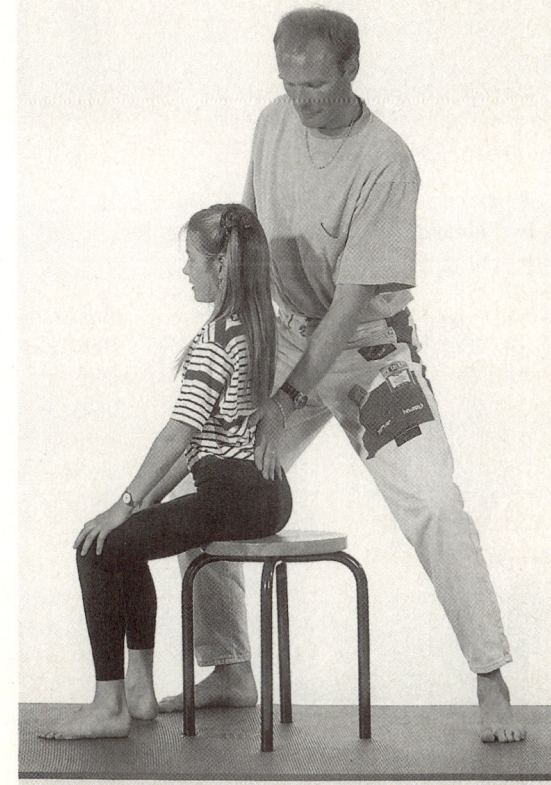

*In der Partner-
übung kann die
Wirbelsäulen-
form bei
unterschiedli-
cher Beckenstel-
lung sehr gut
wahrgenommen
werden*

Mitte suchen

Wir suchen nun unsere optimale Sitzposition. Kippen Sie dazu Ihr Becken bis zum Bewegungsende nach vorn. Sie spüren in dieser Stellung kaum Druck auf Ihre Sitzbeinhöcker. Drehen Sie nun Ihr Becken bis zu dem Punkt nach hinten, an welchem der Druck auf die Sitzbeinhöcker spürbar zunimmt. Ihre Wirbelsäule befindet sich hier in ihrer physiologischen Form. Schieben Sie zusätzlich das Brustbein nach vorne oben und halten den Blick nach vorne gerichtet.

Zur Erleichterung der Beckenkippung können wir kleine Tricks einbauen, z.B. setzen wir uns

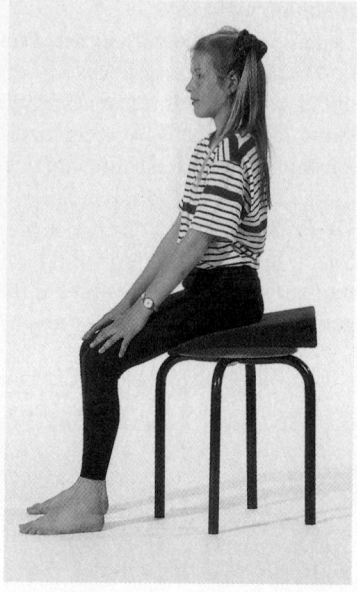

➤ mehr auf den vorderen Teil des Stuhls,
➤ bei einer eckigen Sitzfläche über Eck,
➤ auf einen Sitzkeil, Sitzkissen

Der Sitzkeil erleichtert die Beckenkippung

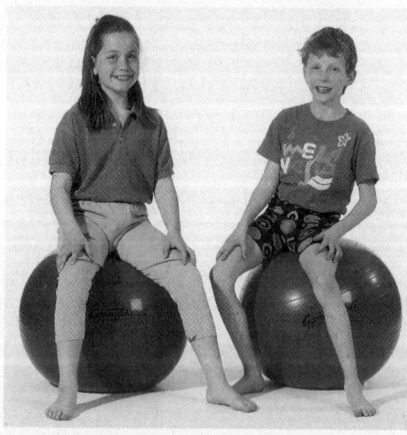

Labile Sitzgelegenheiten unterstützen das «dynamische» Sitzen

Bandscheibenmassage

Bewegen Sie Ihr Becken langsam nach rechts und links, lassen Sie Ihr Becken kreisen, und «massieren» Sie Ihre Bandscheiben. So einfach geht dynamisches Sitzen.

Durch Benutzung unterschiedlich labiler Sitzgelegenheiten wie dem Pezzi-Ball, «Move» usw. erreichen Sie automatisch dieses «unruhige», dynamische Sitzen.

Marionette

In einer bequemen Sitzhaltung fassen Sie nun einen imaginären Faden, der aus der Mitte Ihres Kopfes herausragt. Wie bei einer Marionette ziehen Sie nun an dem Faden nach oben und beobachten, was mit Ihrem Körper passiert. Sie können auch in einer krummen Sitzhaltung einen Finger auf Ihren Kopf legen und langsam dagegen Druck aufbauen. Wie verändert sich Ihre Sitzhaltung?

Konnten Sie feststellen, daß sich dabei Ihr Oberkörper von selbst aufrichtet, d.h. das Becken nach vorn kippt, das Brustbein nach vorn oben zieht und die Halswirbelsäule sich streckt?

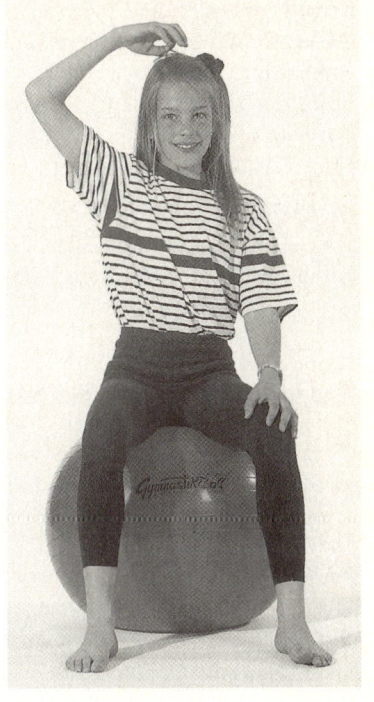

*Spielerisches Aufrichten
durch die «Marionette»*

Im Lot sitzen

In der optimalen Sitzposition schließen Sie die Augen und bewegen Ihren aufrechten Oberkörper langsam nach vorn und nach hinten, nach rechts und nach links. Damit Ihre Wirbelsäule gerade bleibt, benutzen Sie zur Kontrolle einen Stab, den Sie an den Rücken anlegen. Sie können auch die Hände so auf den Bauch und die

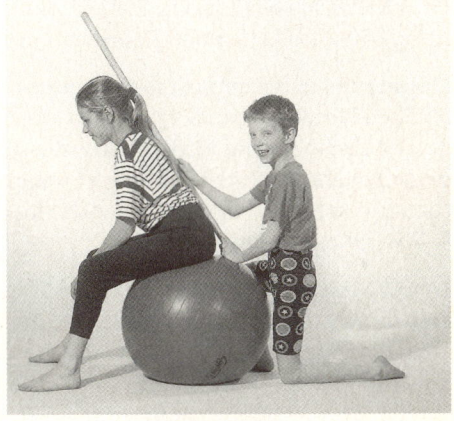

Haltungskontrolle mit einem Stab

Brust legen, daß die Finger sich berühren. Werden Sie krumm, verstärkt sich der Druck, gehen Sie ins Hohlkreuz, lösen sich die Finger voneinander.

Spüren Sie auftretende Muskelspannungen beim Vorgehen oder Zurückneigen? Suchen Sie eine Körperposition, in der das Spannungsverhältnis von vorderer zu hinterer Muskulatur ausgeglichen ist.

Diese kleine Übungsreihe dient neben dem Erlernen des richtigen Sitzens dem bewußten Wahrnehmen der Sitzhaltung, der Beckenkippung und der Körperaufrichtung beim Sitzen.

Was bedeutet dynamisches Sitzen?

Dynamisches Sitzen bedeutet bewegtes Sitzen, einen häufigen Wechsel der Sitzposition, um einer monotonen, starren Sitzhaltung vorzubeugen. Es bedeutet aber auch das häufige wechselseitige Bewegen des Beckens nach vorn, hinten, rechts oder links, ganz im Sinne einer Bandscheibenmassage, oder das Bewegen des Rumpfes um das Körperlot. Die Haltemuskulatur stabilisiert die Wirbelsäule dabei in ihrer physiologischen Form. Der aufrechte Sitz ist eine labile Gleichgewichtslage, in welcher der Schwerpunkt des Oberkörpers über den Sitzbeinhöckern liegt. Der Rumpf droht durch die einwirkende Schwerkraft ständig zu kippen und wird durch innere Muskelkräfte im Gleichgewicht gehalten. Die Haltemuskulatur wird dabei insbesondere bzgl. Kraftausdauer und Koordination gefordert.

Das unruhige, dynamische Sitzen beansprucht die Muskulatur, verteilt den Druck gleichmäßig und abwechselnd auf die gesamte Fläche der Bandscheibe und fördert durch die ständige Be- und Entlastung deren Ernährung. Einer Haltungskonstanz mit unphysiologischer Belastung von Bandstrukturen, Bandscheiben, Wirbelkörpern und Muskeln wird somit entgegengewirkt.

Übrigens kann dynamisches Sitzen auch durchaus einmal das Einnehmen einer weniger physiologischen «Lümmelhaltung» mit Rundrückenbildung bedeuten. Nur sollte dies den Kindern bewußt sein, und sie sollten diese Haltung nach einiger Zeit wieder ändern.

Ideal sitzen heißt dynamisch sitzen – denken Sie bitte daran, wenn Sie Ihr Kind das nächste Mal zum Stillsitzen ermahnen wollen.

Gibt es Hilfsmittel für das richtige Sitzen oder Alternativen dazu?

Verschiedene Hilfsmittel unterstützen das Sitzverhalten, gestalten Stühle und Arbeitsplätze ergonomischer, dienen als Trainings- und Spielgerät oder laden auch nur zum Ausruhen ein. In der Regel sind sie kostengünstig zu erwerben oder auch selbst herzustellen. Aber bedenken Sie immer: Hilfsmittel garantieren nicht automatisch das richtige Sitzen, sondern unterstützen es nur!

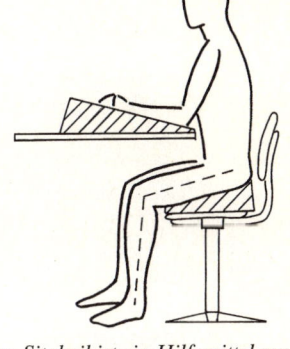

Sitzkeil

- ✩ schräge Sitzfläche erleichtert die Beckenkippung
- ✩ kostengünstig und sehr effektiv
- ✩ einfach zu transportieren
- ★ aufwendig mit Überzug selbst herzustellen

Der Sitzkeil ist ein Hilfsmittel zum besseren Sitzen (u. a. im Schulalltag)

Sitzkissen

- ✩ schräge Fläche erleichtert die Beckenkippung
- ✩ kostengünstig, kann auch selbst hergestellt werden
- ✩ ist vielseitig für andere Sitzpositionen und Entlastungshaltungen verwendbar

Der Sitzball als kindgerechtes Möbel lädt ein zum dynamischen Sitzen

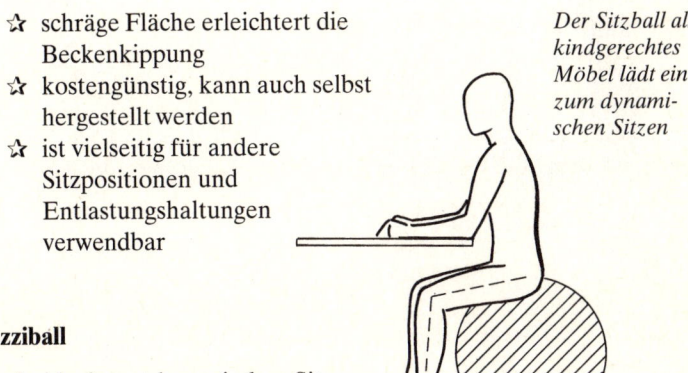

Pezziball

- ✩ ideal zum dynamischen Sitzen durch labile Auflagefläche

☆ kostengünstig

☆ als Trainingsgerät insbesondere für Gleichgewichtsübungen geeignet

★ nimmt viel Platz ein und ist für häufigen Transport umständlich

★ für unterschiedlich große Kinder sind verschiedene Bälle notwendig, der Ball sollte genügend Luft haben

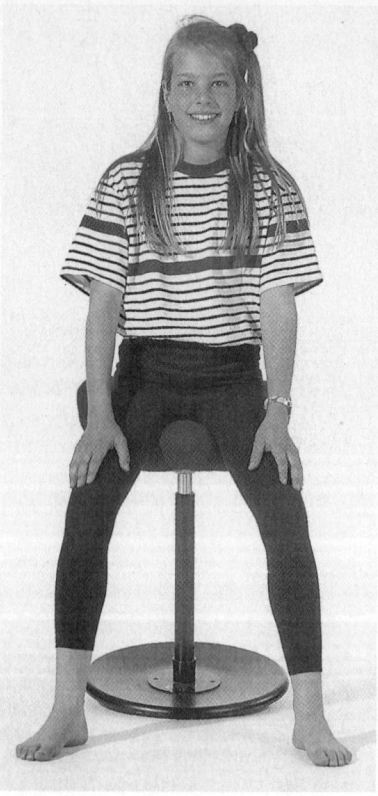

Move

☆ ideal zum dynamischen Sitzen durch labile Auflagefläche

☆ höhenverstellbar für Kinder und Erwachsene

☆ auch als Stehhilfe geeignet – Alternative zum Sitzen

☆ drehbar in jede Richtung (360°)

☆ etwas höherer Anschaffungspreis

«Move» (Fa. STOKKE)

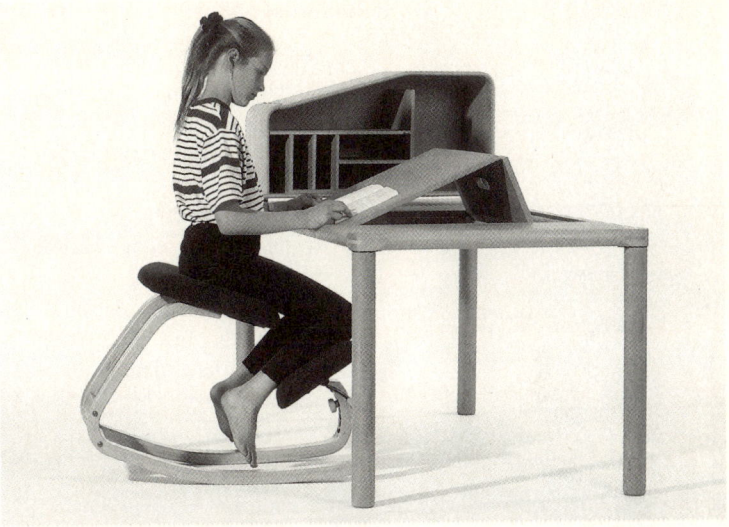

«Thatsit» und «Arena»-Tisch (Fa. STOKKE)

Kniehocker

- ☆ schräge Sitzfläche begünstigt richtiges Sitzen
- ☆ größerer Hüftwinkel (Becken und Oberschenkel) erleichtert die Beckenkippung und ermöglicht freie Atmung
- ☆ ideal zum dynamischen Sitzen durch Schaukelbewegung
- ☆ als Trainingsgerät geeignet
- ☆ durch Verstellmöglichkeiten für unterschiedliche Größen (Kinder und Eltern) verwendbar
- ★ etwas höherer Anschaffungspreis
- ★ bei Knieproblemen ist Stuhlbenutzung mit Arzt abzuklären

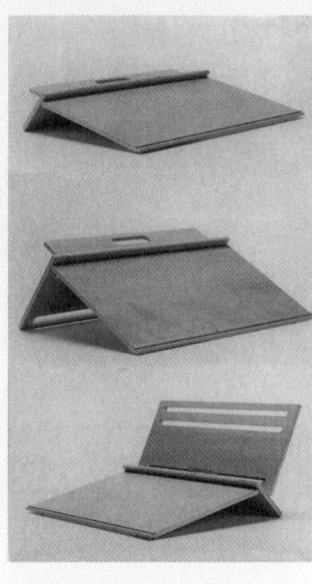

Pultaufsatz

☆ Arbeitsfläche mit mindestens 16° Neigung ermöglicht eine physiologische Arbeitshaltung beim Lesen und Schreiben
☆ selbst herstellbar
☆ transportabel (zu Hause und in der Schule)
★ etwas höherer Anschaffungspreis bei industriell gefertigten Modellen

«Desk-Plus» (Fa. STOKKE)

Buchstütze, Vorlagehalter

☆ ermöglicht Lesen ohne Vorneigen des Kopfes
☆ einstellbar auf optimalen Leseabstand
☆ selbst herstellbar, kostengünstig

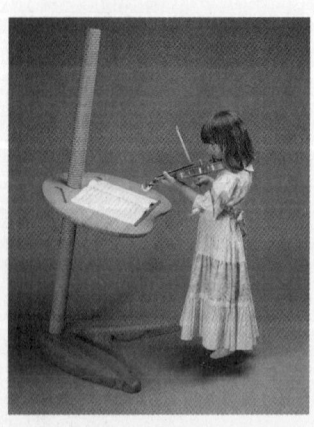

Stehpult

☆ die klassische Alternative zum Arbeiten im Sitz
☆ in Kombination mit dem Pult platzsparend
☆ extra Möbel, erfordert Platz

Stehpult (Fa. arche)

Gymnastikmatte

☆ eine Alternative zum Lesen im Sitz
☆ Entlastung für die Bandscheiben
☆ als Turn- und Gymnastikunterlage zu nutzen
☆ kostengünstig

Wechseln in verschiedene Sitzpositionen – ja, aber in welche?

Eigentlich kann man in alle Positionen wechseln, in denen es möglich ist, die Wirbelsäule in ihrer physiologischen Form zu halten, bzw. zu entlasten. Versuchen Sie einfach mit Ihren Kindern zu experimentieren, verschiedene Sitzpositionen auszuprobieren, und erlauben Sie ihnen auch diese anzuwenden. Am besten sind Sie Vorbild und tun es Ihren Kindern gleich. Wir zeigen Ihnen einige Möglichkeiten

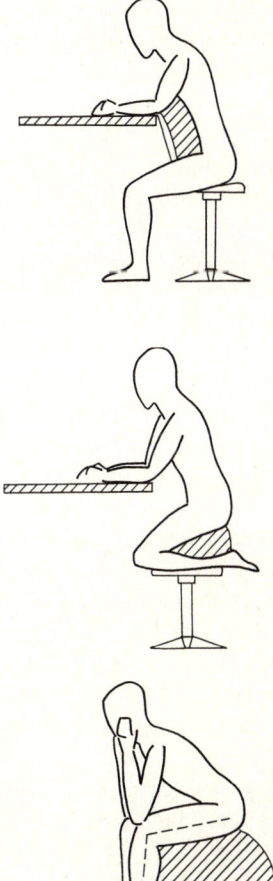

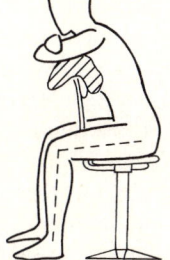

Verschiedene Entlastungshaltungen im Sitzen

Sitzen unsere Kinder auf den falschen Stühlen?

«Der beste Stuhl ist der, auf dem man gerade nicht sitzt.»

Bisher haben wir uns in erster Linie der Verhaltensprävention zugewandt, aus einem guten Grund. Wir neigen dazu, passiv etwas für unsere Gesundheit tun zu wollen – «Ein guter und teurer Stuhl wird uns schon dazu bringen, richtig zu sitzen». Leider ist das nicht so, denn auch das beste, nach neuesten ergonomischen Maßstäben konstruierte Mobiliar kann dem Benutzer nicht die Aufgabe abnehmen, ständig auf eine physiologische Sitzhaltung zu achten, sich zu kontrollieren und zu korrigieren. Auf der anderen Seite können wir auch auf ergonomisch weniger gut durchdachtem Sitzgestühl «gut sitzen», wenn wir über unser Sitzverhalten Bescheid wissen und Hilfsmittel entsprechend nutzen.

Eine Ursache für die schlechte Sitzhaltung der Kinder stellen wenig geeignete Stühle und Tische, sowie die mangelhafte individuelle Anpassung an das jeweilige Kind dar. Hierbei sind sich die Fachleute einig. Wie allerdings das ideale Gestühl auszusehen hat, darüber gibt es ganz unterschiedliche Ansichten unter den Experten.

Die Hersteller deutscher Schulmöbel müssen eine ganze Reihe verschiedener Regeln und Normen einhalten, die die Funktionsmaße für Tische und Stühle regeln. Dabei werden Schüler in fünf verschiedene Größenintervalle eingeteilt und ihnen entsprechende Sitzmöbel zugeordnet. Wegen der unterschiedlichen Körpergrößen einer Altersgruppe werden in jeder Klassenstufe mindestens 2 verschiedene Gestühlsgrößen gebraucht. Untersuchungen zeigten leider, daß nur etwa 40 Prozent der Kinder ihrer Körpergröße entsprechende Sitzmöbel haben. Klassenzimmer werden häufig nach anderen Gesichtspunkten als den ergonomischen eingerichtet. Gleiche und bei den Schulanfängern insgesamt zu große Schulmöbel sind leider keine Seltenheit.

Die Körpergröße ist aber nur ein Einteilungskriterium für die Anpassung der Sitzmöbel. Man ist sich bewußt, daß solche auf Mittelwerten basierenden Größenverteilungspläne nur eine ungefähre Anpassung zulassen und wegen des ungleichen Verhältnisses der Körperproportionen durch eine entsprechende Sitzprobe ergänzt werden müssen. Das Verhältnis zwischen Rumpf und Beinen verändert sich im Laufe der Entwicklung zugunsten der Beine (Abbildung Seite 48). Die einzelnen Körpersegmente wachsen aber nicht nur unterschiedlich schnell, sondern auch zu unterschiedlichen Zeitpunkten. So kön-

Wann stimmt die Anpassung? – Checkliste

Sitzhöhe (1)

➤ beide Füße berühren vollständig den Boden
➤ die Kniegelenke sind etwa 90° gebeugt

Sitztiefe (2)

➤ Kniekehle und Rückseite Unterschenkel dürfen die Sitzkante nicht berühren
➤ Unterseite Oberschenkel und Vorderkante Sitz dürfen sich nicht berühren (um Druck auf Gefäße und Nerven zu vermeiden)

Lehne/Lendenbausch (3)

➤ eine bewegliche Stuhllehne soll den Rücken am Beckenrand abstützen und dort nicht federn
➤ der Lendenbausch befindet sich am Beckenrand

Tisch-/Pulthöhe (4)

➤ die Ellbogenspitze soll sich in Höhe der Tischplatte oder etwas darunter befinden. Die Unterarme liegen auf einem waagrechten Tisch auf, ohne daß dafür die Schultern gehoben werden müssen

Beinfreiraum/Pultunterkonstruktion (5)

➤ zwischen Oberschenkel und Pult- oder Tischunterbau muß genügend Spielraum sein

Tischplattenneigung (6)

➤ zum Lesen und Schreiben sollte die Tischplatte auf mindestens 16° Neigung schräg zu stellen sein

nen Kinder zwar gleich groß sein, daß Verhältnis von Rumpf zu Beinen aber unterschiedlich.

Auch das Alter als Einteilungskriterium ist recht ungenau, was wir einfach sehen können, wenn wir mehrere Kinder gleichen Alters nebeneinander stellen.

Für uns bedeutet das im Endeffekt zweierlei: Zum einen sollten wir Tisch und Stuhl unserem Kind individuell anpassen, zum anderen diese Anpassung halbjährlich überprüfen.

Es wäre begrüßenswert, wenn auch alternative (und ergonomischere) Sitz- und Schulmöbel vermehrt Eingang in unsere Schulen finden, mit denen in anderen Ländern schon sehr gute Erfahrungen gemacht wurden, z. B. in der Schweiz (Sitzball) oder in Dänemark («Back-Up»-Möbel).

Damit eine Anpassung möglich ist, müssen Stuhl und Tisch über entsprechende Einstellmöglichkeiten verfügen.

Zur Anpassung von Tisch und Stuhl an die individuellen Bedürfnisse Ihres Kindes, beginnen Sie zuerst mit dem Einstellen des Stuhles und anschließend mit der des Tisches oder Pultes. Haben Sie mehrere Kinder, versehen Sie bitte die Möbel mit dem Namen des jeweiligen Kindes und dem Einstelldatum.

Beispiele für fehlerhafte Möbelanpassung

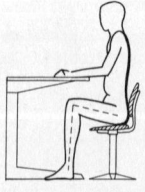 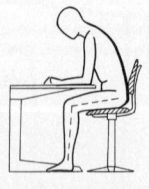 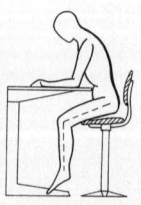 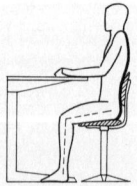

Stuhl zu niedrig   *Tisch zu niedrig*   *Stuhl zu hoch*   *Tisch zu hoch*

Wie sieht ein geeigneter Arbeitsstuhl für Kinder aus?

Es gibt nicht den Stuhl schlechthin, der allen Bedürfnissen im Alltag gerecht wird. Man muß ihn eigentlich immer den jeweiligen Erfordernissen anpassen. Je nach Tätigkeit und Verwendungszweck stellen sich an einen Arbeits-, Wohn- oder Entspannungsstuhl ganz unterschiedliche Anforderungen. Ein Arbeitsstuhl zum Lesen, Schreiben, Malen und Basteln darf nicht zu bequem, muß aber ökonomisch sein. Er sollte trotz starrer Sitzfläche dynamisches Sitzen mit vielseitigen Sitzhaltungen ermöglichen. Worauf ist bei einem solchen Stuhl zu achten, welche Funktionen sollte er haben?

Sitzfläche

➤ höhenverstellbar
➤ nach vorne bis ca. 8° neigbar
➤ rutschfeste, gepolsterte Oberfläche
➤ abgerundete Vorderkante

Rückenlehne

➤ höhenverstellbar
➤ Lendenbausch mit Unterstützung der WS am oberen Beckenrand
➤ nicht federnd
➤ neigbar bis ca. 130°
➤ abgerundet und gepolstert

Standfuß

➤ drehbar (um 360°)
➤ 5 Füße, möglichst rollbar

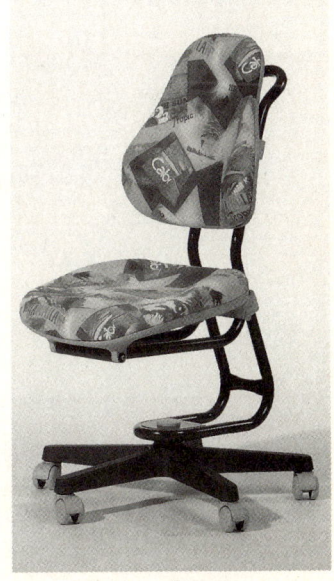

«Buggy» (Fa. VÖLKLE)

Wie sieht die geeignete Arbeitsfläche (Schreibtisch, Pult) aus?

Tischfläche

- ➤ schrägstellbar auf mindestens 16° Neigung
- ➤ rutschfeste Oberfläche, so daß eine Bücherleiste überflüssig wird
- ➤ reflexfrei und farblich geringer Kontrast zum Schreibpapier
- ➤ Ablagefläche für Schreibzeug (auch nutzbar bei 16° Neigung)

Tischunterkonstruktion

- ➤ Höhenverstellbarkeit des Tisches (evtl. sogar bis zum Stehpult für das Arbeiten im Stehen)
- ➤ genügend Beinfreiheit ohne störende Fächer oder Verstrebungen

Idealerweise ist der Arbeitstisch sowohl als Flachpult (Tischfläche waagrecht), Schrägpult und Stehpult verwendbar. Ist dies nicht möglich, kann man sich durch die schon vorgestellten Hilfsmittel behelfen.

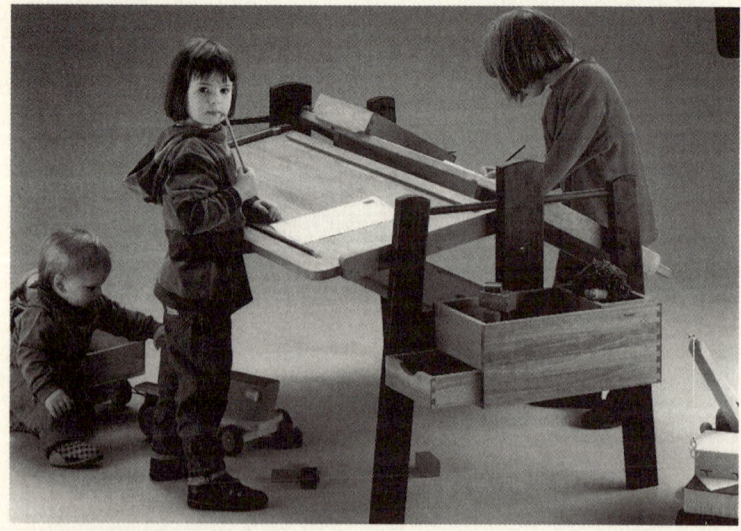

«Maxi II» (Fa. arche)

Was unterscheidet einen Arbeitsstuhl von einem Wohnstuhl?

Zu Hause hält sich das Kind meistens nicht an seinem «Arbeitsplatz» auf, z. B. zum Essen, Basteln, Spielen, Unterhalten usw. Worauf sitzt es denn dann?

Wir haben bisher schon eine Menge alternativer Sitzmöglichkeiten kennengelernt, z. B. den Pezzi-Ball, den Move, den Kniehocker, unterschiedliche Sitzhaltungen auf einem Stuhl oder am Boden, aber auch Alternativen zum Sitzen wie Stehen oder Liegen. Alle diese Möglichkeiten fördern die Bewegung unseres Kindes und sollten auch von den Erwachsenen vorgelebt werden. Nur durch die Bereitstellung alternativer Sitzmöglichkeiten und Hilfen, das Vormachen der richtigen Sitzhaltung und durch entsprechende Hinweise wird eine dauerhafte Auseinandersetzung mit dem Thema «Sitzen» ermöglicht und ein Haltungsbewußtsein aufgebaut. Dennoch, welche Anforderungen sind an einen Wohnstuhl für Kinder zu richten?

Sitzfläche

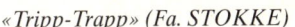
«Tripp-Trapp» (Fa. STOKKE)

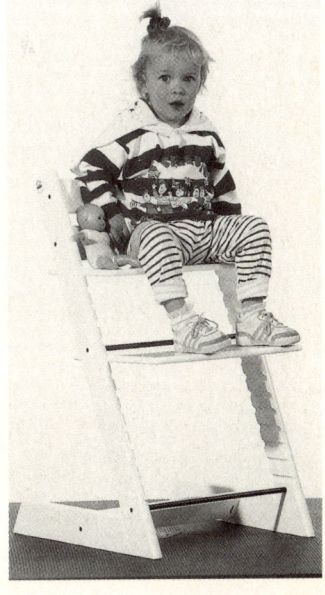

➤ höhenverstellbar, entweder an Körpergröße wie schon beschrieben oder aber an Tischhöhe, z. B. fürs Essen. Dann ist eine Fußstütze notwendig, damit die Füße wieder vollständig aufstehen

➤ nach vorne neigbar (bis ca. 8°)

Rückenlehne

➤ ist eher nach außen gewölbt (konvex) und gestattet so auch ein bequemes Anlehnen

➤ endet unterhalb der Schulterblätter

Fußstütze

➤ für die Anpassung an einen zu hohen Tisch notwendig

Wo und wie kauft man sich Sitzmöbel?

Eine häufig gestellte Frage. Überlegen Sie kurz, nach welchen Kriterien Sie Möbel für Ihr Kind aussuchen würden? Ist es in erster Linie die Wirtschaftlichkeit, das Aussehen oder die Funktionalität?

Nicht das Billigste, sondern das Beste ist für unsere Kinder gerade gut genug. Stellen Sie auch nicht so sehr das Design in den Vordergrund, sondern in erster Linie die Funktionalität. Wenden Sie sich an Fachgeschäfte, die Sie ausführlich und gut beraten und bei denen Sie auch ein Probeexemplar für einige Tage zum Probesitzen mit nach Hause nehmen können.

Der rückenfreundliche Tagesablauf Ihres Kindes

Zu Beginn dieses Abschnittes machen wir ein kleines Spielchen. Nehmen Sie sich ein großes Blatt Papier, und skizzieren Sie darauf den Tagesablauf und die Tätigkeiten Ihres Kindes, ggf. auch mit Zeitangaben. Lassen Sie Ihr Kind dasselbe tun, und vergleichen Sie beide Blätter miteinander. Für Tätigkeiten, die Sie beide notiert haben, bekommt jeder einen Punkt. Wie viele Punkte erreichen Sie zusammen?

Der Sinn dieses Spieles liegt darin, sich einmal bewußt zu machen, welche Bewegungen im Tagesablauf vorkommen, wie lange Ihr Kind sitzt, wie oft es sich nach Gegenständen bückt, welche Dinge es anhebt und trägt und wieviel Bewegung das Kind überhaupt hat.

Aber nicht nur das eigentliche Verhalten ist für uns interessant, sondern auch die Verhältnisse – was wir an den Schulmöbeln ja schon gesehen haben. Dem Zusammenwirken von Verhaltens- und Verhältnisprävention kommt dabei große Bedeutung zu, denn was nutzt über Jahre hinweg die beste Schlafhaltung, wenn die Matratze durchhängt.

Auf den nachfolgenden Seiten besprechen wir Alltagsverhaltensweisen wie Liegen, Stehen, Bücken, Heben und Tragen, betrachten einige von Kindern häufig betriebenen Sportarten und stellen einige Rückentips zusammen. Diese Tips sind Hinweise zum rückenfreundlichen Verhalten. Sehen Sie darin bitte keine Verpflichtung, dem kindlichen Bewegungsverhalten in jeder Situation nachzugehen, da eine Reglementierung dem freien Bewegungsdrang des Kindes eher widerspricht. Lassen Sie die Tips lieber häufiger als Erinnerung in Gespräche mit dem Kind einfließen, und geben Sie dem Kind vielfältige Anregungen, den eigenen Körper wahrzunehmen.

Richtiges Liegen

Kinder schlafen im Gegensatz zu vielen Erwachsenen auf fast allen Unterlagen recht gut. Schlafen ist ein notwendiger Ausgleich zu den Belastungen des Alltags. Für die Wirbelsäule stellt das richtige Liegen die geringste Belastung dar. Die Bandscheiben nutzen die Nacht als Gelegenheit, sich mit Flüssigkeit und Nährstoffen wieder vollzusaugen, um für die Belastungen des nächsten Tages besser gerüstet zu sein.

Als passive Entlastungshaltung ist das Liegen eine Alternative zum Sitzen, z.B. beim Lesen. Der Körper muß nicht muskulär im Gleichgewicht gehalten werden, so daß die Wirkung in einer wohltuenden Entspannung der Rumpfmuskulatur und in der Entlastung der Bandscheiben liegt.

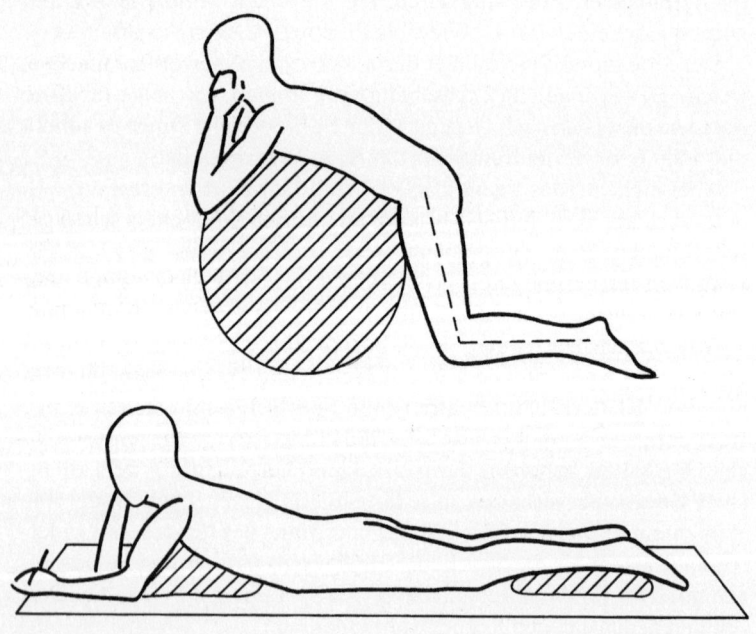

Liegen als alternative Arbeitshaltung zum Sitzen

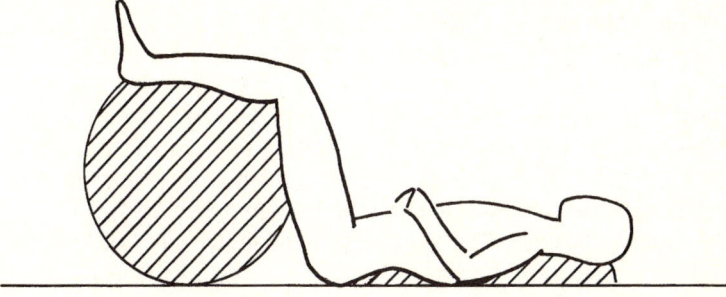

Die Bandscheibenbelastung ist in der Stufenlagerung am geringsten

Wie bei allen Positionen des Alltags gilt auch im Liegen, die physiologische Form der Wirbelsäule zu bewahren. Hierzu kann man zum einen auf das Schlafverhalten achten, zum anderen das Bett genauer unter die Lupe nehmen.

Am günstigsten ist die Rücken- und Seitenlage, weniger die Bauchlage, da sie eher ein Hohlkreuz provoziert. Da Kinder allerdings in keiner der Lagen über Schmerzen klagen, wird es ihnen im Vergleich zum Erwachsenen noch schwerer fallen, rückenfreundliche Positionen bewußt einzunehmen. Während der Nacht ändern wir häufig unbewußt die Schlafstellung, so daß wir ohnehin nur die Einschlafposition beeinflussen können.

Als günstig hat sich erwiesen, mehrere kleine Kissen mit ins Bett zu nehmen, die man bei Bedarf überall unterschieben kann; z.B. in Rückenlage unter den Nacken, das Kreuz oder die Beine. In der Seitenlage sind Kissen unter Kopf und Taille sowie zwischen den angewinkelten Beinen (stabile Schlafposition) empfehlenswert.

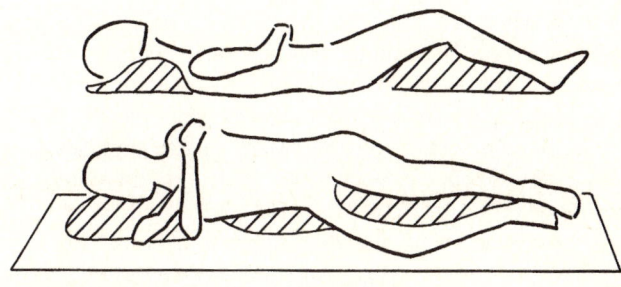

Kissen zur Unterstützung der Wirbelsäule

Wer in Bauchlage schläft, sollte kein oder nur ein ganz flaches Kopfkissen benutzen, ein Bein anwinkeln oder den Bauch mit einem Kissen unterlagern. Die Gute-Nacht-Geschichte vor dem Schlafengehen entspannt Körper und Geist und macht das Kind «schlafbereit».

Bei der Auswahl des Kinderbettes lassen Sie sich von dem Leitspruch führen: «Auch mein Kind hat es verdient, angenehm und physiologisch richtig zu liegen und zu schlafen.» Das Bett wechseln Sie ja nicht wie die Schuhe alle 6 Monate. Lassen Sie sich ausführlich beraten. Hier einige kurze Hinweise:

➤ Die Matratze ist dann geeignet, wenn sie bei jedem Lagewechsel den Körperwölbungen (Schultern, Becken) nachgibt und sich der physiologischen Wirbelsäulenform anpaßt. Zu weiche, durchhängende Matratzen gehören nicht ins Kinderbett.

➤ Aus welchem Material die Matratzen beschaffen sein sollten ist häufig eine Glaubensfrage. Lassen Sie sich über die Vor- und Nachteile aller Materialien (Federkern, Latex, Schaumstoff, Kokosfaser, Roßhaar usw.) ausführlich aufklären.

➤ Die Matratzenunterlage, meist ein Lattenrost, sollte stabil sein, aber dennoch den Auflagepunkten nachgeben können.

Richtiges Stehen

Die aufrechte Haltung des Kindes im Stehen (bzw. die muskuläre Halteleistungsfähigkeit) wird vom Arzt gewöhnlich über den Armvorhaltetest nach Mathiass überprüft. Er benutzt dabei eine definierte «Idealhaltung» zur Benennung abweichender Haltungen. Viele Gebrauchshaltungen des täglichen Lebens wie Zähneputzen, Waschen, Anziehen, usw. entwickeln sich aus diesem Grundtyp.

Von der Seite gesehen, verläuft die Schwerelinie im Lot durch den Kopf, den Brustkorb, das Becken, die Knie und die Standfläche der Füße. Frontal (von vorne und hinten) liegen Hüft-, Knie- und Sprunggelenke jeweils auf einer Geraden, Becken und Kreuzbein stehen horizontal, die Wirbelsäule in der Körpermittellinie senkrecht, und der Kopf ist gerade.

Beobachten Sie Ihr Kind, wenn es längere Zeit steht, und vergleichen Sie die Haltung mit der vorgestellten «Idealhaltung». Häufig werden Sie eine eher passive Ruhehaltung feststellen können. Die Knie sind dabei durchgedrückt, das Becken nach vorne gekippt, der Rumpf nach hinten geneigt und in sich zusammengesunken. Diese Position ist recht bequem, die Haltemuskulatur benötigt die wenigste Energie, das Kind «hängt in seinen Bändern». Leider werden hier Bandstrukturen, Muskeln und Wirbelgelenke über Gebühr beansprucht.

Außer Bändern und Sehnen ermöglicht in erster Linie die Muskulatur die Aufrichtung gegen die Erdanziehungskraft. Wichtige Muskelgruppen sind hier die Wadenmuskulatur, die vordere Oberschenkelmuskulatur, die Gesäßmuskulatur, die Bauch-, die Rücken-

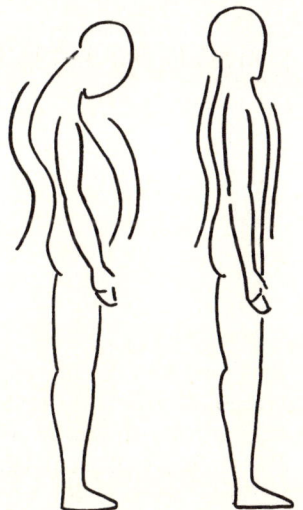

Passive und aktive Haltung im Stehen

und die Schultergürtelmuskulatur. Ihr bewußter Einsatz kennzeichnet die aktive Haltung, die mit einer leichten Abflachung der Wirbelsäulenschwingungen einhergeht und so die typische Hohlkreuzhaltung vermeidet. Am ökonomischsten arbeitet die Haltemuskulatur in der «labilen» Gleichgewichtslage. Hier wirken kaum Drehkräfte, die durch innere Muskelkräfte ausgeglichen werden müssen. Die Lotlinie fällt durch den Schwerpunkt auf das Zentrum der Standfläche.

Machen wir eine kleine Übung: Ihr Kind versucht für eine Minute mit geschlossenen Augen aufrecht zu stehen, während Sie es dabei beobachten. Können Sie eventuell feststellen, daß es beim Stehen kleine Balancierbewegungen ausführt?

Aufrechtes Stehen ist ein aktiver Vorgang, der weit mehr als nur das Anspannen der Haltemuskulatur beinhaltet. Um kleinste Störungen des Gleichgewichts auszugleichen, benutzt der Körper ein komplexes System ineinandergreifender Regelkreise. Eine schlechte Kondition der Muskulatur, Muskelermüdung und muskuläre Dysbalancen wirken sich negativ auf das Regelsystem der Statik aus und führen zu Störungen der gesamten Haltungsbalance. Häufig anzutreffende Mahnungen wie «Steh oder Sitz gerade» zeigen bei einer «schlaffen» Haltung nur vorübergehende Wirkung. Zur Überwindung eingeschliffener Gewohnheitshaltungen ist es empfehlenswert, die Aufmerksamkeit und das Bewußtsein durch Übungen auf diese Haltung zu richten.

Lassen Sie uns in diesem Sinn einige Übungen durchführen, die das eben geschilderte spürbar machen.

Schwankendes Schiff

Wir schließen die Augen und stellen uns ein schwankendes Schiff oder einen «Baum im Wind» vor. Wir verlagern den aufrechten Körper nach vorne, nach hinten und zur Seite. Wir nehmen wahr, wann unser Körper «instabil» wird und welche Muskelspannungen bei den einzelnen Bewegungen auftreten. Wir versuchen den Punkt zu finden, an dem im Körper die geringsten Muskelspannungen zu spüren sind.

Wir können feststellen, daß beim Vorpendeln die Muskeln der Körperrückseite mehr arbeiten, beim Rückpendeln eher die Muskeln der Körpervorderseite.

Marionette

Wir spielen eine Marionette, die sich an einem gedachten Faden nach oben zieht, um dadurch spielerisch einen aufrechten Stand zu erreichen. (Die Füße sind dabei hüftbreit aufgestellt, die Knie sind minimal gebeugt, die Füße zeigen leicht nach außen, das Becken steht in Mittelposition, der Kopf ist leicht nach oben gestreckt und der Blick geradeaus gerichtet.)

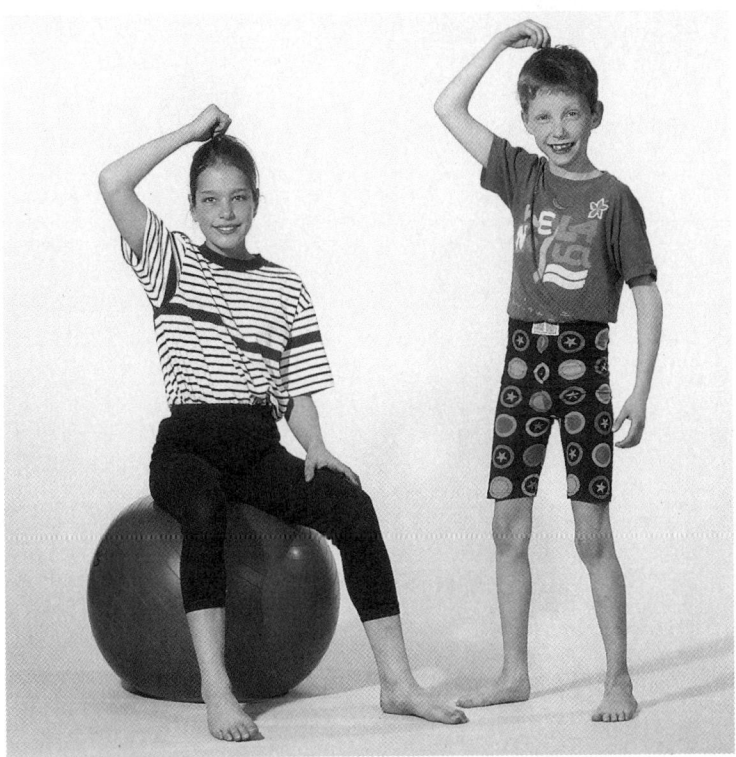

Die Marionettenhaltung verhilft im Sitzen wie im Stehen zur aufrechten Haltung

Spannungs- und Stabilisationsübungen *(zur Wahrnehmung auftretender Muskelspannungen im Körper)*

➤ In Schrittstellung den Körper nach vorne und nach hinten verschieben. Dabei beugen wir die Beine mal mehr, mal weniger und neigen auch den Rumpf unterschiedlich stark.

➤ Im Parallelstand bewegen wir die gestreckten Arme im Wechsel nach vorne und hinten und versuchen mit dem Körper stabil zu bleiben. Wir erhöhen langsam das Tempo der Bewegungen. Anschließend bewegen wir die Arme gegengleich, vor und zurück.

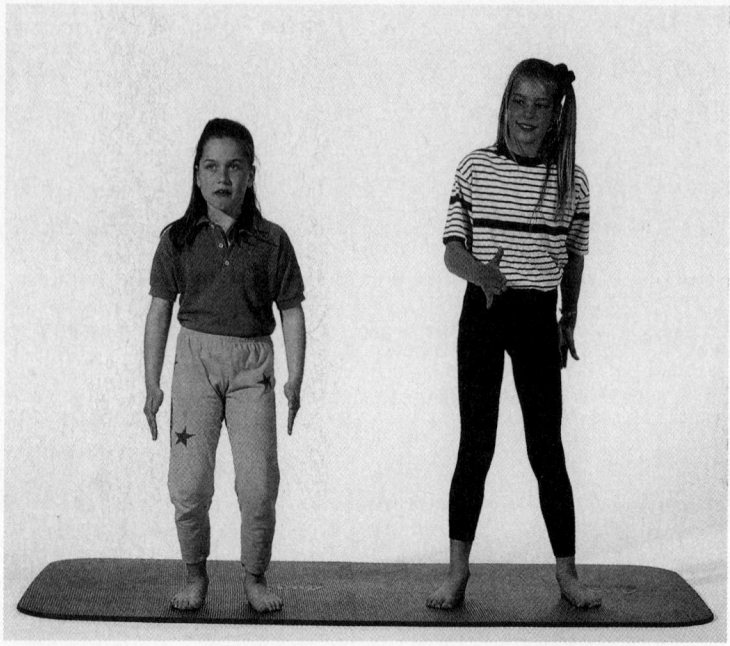

Trotz schneller Armbewegungen wird der Körper stabil gehalten

Gleichgewichts- und Koordinationsübungen *(zur Wahrnehmung der Instabilität im einbeinigen Stand)*

➤ Wir stellen uns auf eine weiche Unterlage (weiche Matte) und heben ein Bein für 10 Sekunden an. Anschließend führen wir dieselbe Übung mit geschlossenen Augen durch.

➤ In Schrittstellung schwingen wir ein Bein mehrmals abwechselnd nach vorne und nach hinten. Wenn Sie Ihr Kind bei dieser Übung im Spiegel beobachten, stoppen Sie einmal die Bewegung, wenn das Bein gerade nach vorne schwingt. Die Kniescheibe des Standbeins (belastetes Bein) sollte jetzt nach vorne zeigen, das Bein vom Sprunggelenk bis zur Hüfte gerade sein und der Hosenbund waagrecht liegen, d.h., die Hüfte sollte nicht zur unbelasteten Seite hin abknicken.

Jeder von uns hat schon die Erfahrung gemacht, daß langandauerndes Stehen am Ort ermüdend wirkt. Deshalb sollte man jede Gelegenheit nutzen, sich zu bewegen und umherzugehen sowie häufiger Stand- und Spielbein zu wechseln. Abstützen des Oberkörpers führt zu einer Entlastung der Bandscheiben. Versuchen Sie gemeinsam mit Ihrem Kind einige Entlastungshaltungen auszuprobieren, z. B. mit dem Rücken an der Wand anlehnen, mit dem Gesäß an einem Tisch anlehnen, mit den Händen auf einem Tisch abstützen, an einem Pult/Theke mit den Ellbogen anlehnen oder in die Knie gehen und sich mit den Händen auf den Oberschenkeln abstützen.

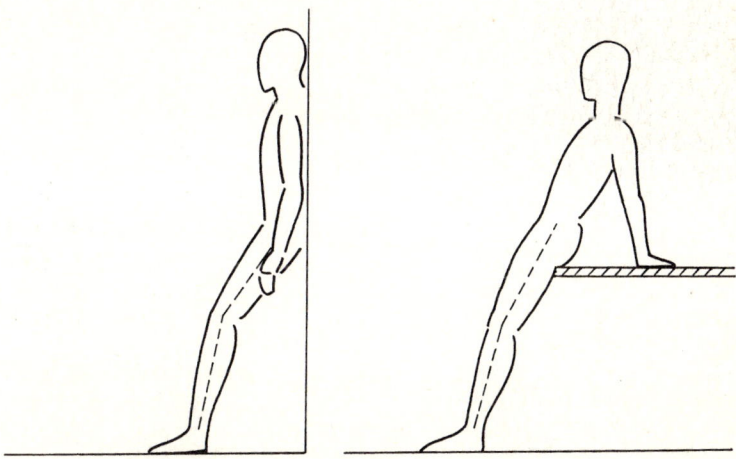

Beispiele für Entlastungshaltungen im Stand

Ebenso unterstützt das Aufstellen eines Fußes (wie der Mann am Tresen) die Entlastung der Wirbelsäule, da es dadurch im Kreuz zu einer leichten Abflachung der Schwingungen kommt. Und noch eines: Der Kopf ist immer so zu halten, daß die Augen geradeaus schauen. Der Kopf balanciert in dieser Haltung wie eine Krone auf der Wirbelsäule.

Richtiges Bücken, Heben und Tragen

Heben und Tragen von Gegenständen stellt eine vermehrte mechanische Belastung für die Wirbelsäule, insbesondere bei Kindern dar. Beispielsweise lastet beim Anheben eines 10 kg schweren Gewichtes mit krummen Rücken auf der untersten Lendenbandscheibe etwa das 40fache Gewicht. Eine gesunde Bandscheibe toleriert zwar solche Kräfte, jedoch können die einseitig wirkenden Druckbelastungen den Alterungsprozeß der Faserstrukturen beschleunigen. So besteht u. U. auch schon bei Jugendlichen die Gefahr, daß bei Überlastung Faserstrukturen reißen und der Bandscheibenkern sich verstärkt in Richtung Rückenmark vorwölbt oder heraustritt.

Verantwortlich für die enormen Druckbelastungen auf die Bandscheiben ist zum einen der Druck, den das über der Bandscheibe liegende Gewicht verursacht, zum anderen die Kraft, mit der sich die benachbarten Rückenmuskeln zusammenziehen.

Wie bücke ich mich richtig nach einem leichten Gegenstand, z. B. einem Blatt Papier, einem Bleistift oder einem Federmäppchen?

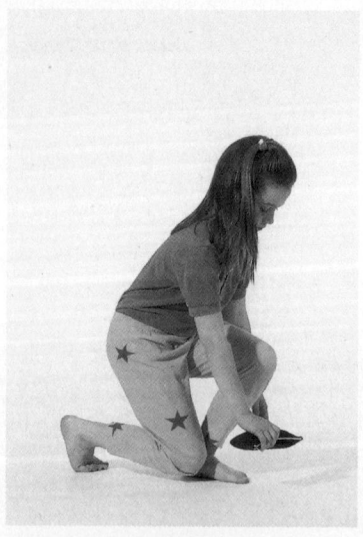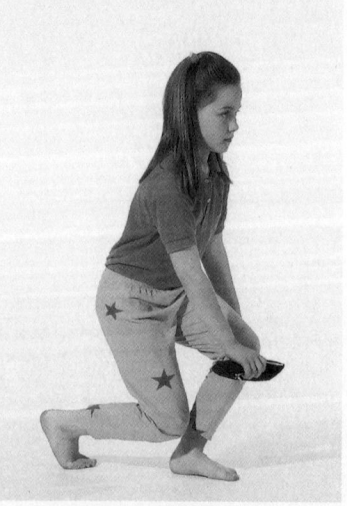

Heben eines leichten Gegenstandes: In Schrittstellung die Beine beugen und den Rücken gerade halten

Das ist eigentlich ganz einfach. In Schrittstellung werden die Beine gebeugt. Das vordere Bein wird etwas mehr belastet. Durch Abstützen mit einer Hand am Oberschenkel oder am Tisch erleichtert man das Bücken und Aufrichten. Der Rücken wird gerade gehalten und der Oberkörper nur so weit gebeugt wie nötig. Wie wird nun ein schwerer Gegenstand (Schulranzen, Bank, Medizinball, Kiste u. ä.) angehoben?

Beobachten Sie einmal einen Gewichtheber beim Anheben seiner Hantel. Er versucht immer, das Gewicht möglichst nahe am Körper mit geradem Rücken anzuheben.

Bewegungsablauf beim Anheben eines Gewichtes

➤ Möglichst nahe und frontal zum Gegenstand stellen, die Füße mindestens hüftbreit aufsetzen und den Rücken gerade halten.

➤ Beine beugen (Kniewinkel bis max. 90 Grad)

➤ Falls notwendig, den geraden Oberkörper durch Nachvornekippen des Beckens (Bewegung im Hüftgelenk) nach unten bewegen und das Gewicht umfassen. Wie stark man in

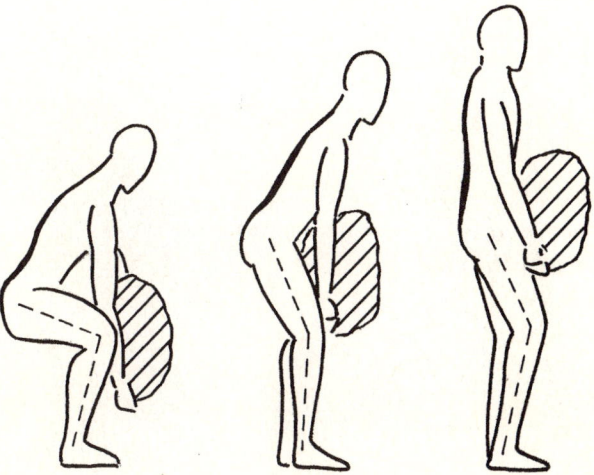

Hebetechnik eines schweren Gegenstandes: mit geradem Rücken möglichst nahe am Körper

den Hüftgelenken beugt, hängt in erster Linie von den Körperproportionen und der Höhe des zu hebenden Gegenstandes ab.

➤ Rumpfmuskulatur (Bauch, Rücken) anspannen.

➤ Prüfen, ob das Gewicht überhaupt gehoben werden kann?

➤ Gewicht gleichmäßig (nicht ruckhaft!) durch Strecken im Hüft-, Knie- und Sprunggelenk anheben.

Aus Erfahrung können wir sagen, daß das Erlernen dieses Bewegungsablaufes gar nicht so leicht ist. In erster Linie liegt das an dem schon automatisierten falschen Bewegungsmuster. Bei jeder neuen Bewegung arbeitet die Muskulatur noch recht unökonomisch. Erst nach stetigem Üben ist man in der Lage, die neue Hebetechnik auch situationsgerecht anzuwenden.

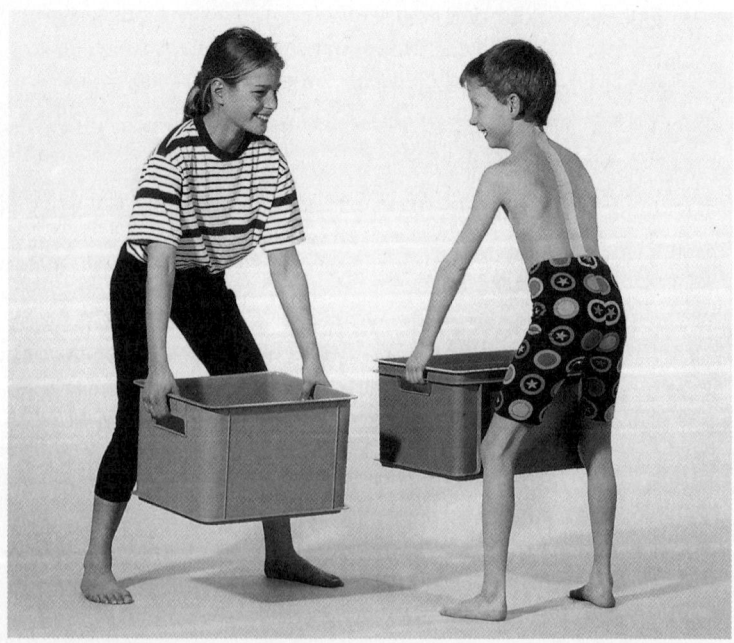

Ein Klebeband am Rücken verbessert die Wahrnehmung und somit die Haltungskontrolle

Und ein weiterer wichtiger Punkt ist zu beachten. Das Heben erfolgt im wesentlichen mit der Kraft der Beine. Wir müssen uns also immer fragen, ob die Kinder dazu überhaupt in der Lage sind.

An dieser Stelle führen wir wieder ein kleines Spiel durch. Stellen Sie sich mit Ihren Kindern im Kreis auf und halten Sie sich an den Händen fest. In Schrittstellung beugen Sie nun die Beine und gehen abwechselnd nach unten und oben. Wenn jemand aus dem Kreis «Stopp» sagt, frieren alle die Bewegung ein, wenn ein anderes Kreismitglied «Los» sagt, geht die Bewegung wieder weiter. Spüren Sie die auftretenden Muskelspannungen?

Um den Hebevorgang zu kontrollieren bieten sich folgende einfache Möglichkeiten an:

➤ Beobachten Sie den Hebevorgang im Spiegel.
➤ Eine andere Person kontrolliert die Wirbelsäulenstellung mit Hilfe eines Stabes.
➤ Es wird im aufrechten Stand ein Klebeband auf den Rücken geklebt, um die Veränderungen der WS besser wahrzunehmen (siehe Abbildung links). Probieren Sie es aus.

Wird der Hebevorgang von Ihrem Kind korrekt durchgeführt, möchten wir Sie bitten, nach und nach noch einige weitere einfache Regeln beim Üben miteinzubeziehen:

➤ Beim Anheben einer Last darf die Wirbelsäule nie verdrehen! Erst das Gewicht anheben, dann den gesamten Körper drehen und dann die Last wieder absetzen oder entsprechend weiterreichen.
➤ Das Kind sollte sich vor dem Anheben eines Gegenstandes überlegen, ob dieser nicht geschoben oder gezogen werden kann.
➤ Sperrige, unhandliche Gegenstände wie z.B. eine Turnbank sind immer zu zweit anzuheben und zu tragen.
➤ So gleichmäßig wie man die Last anhebt, ist sie auch wieder abzusetzen.
➤ Das Heben erfolgt aus den Beinen, so daß auf ein ausreichendes Training der Beine zu achten ist.

Bei Kindern ist die Entwicklung der Wirbelsäule noch nicht abgeschlossen. Deshalb ist häufiges Heben und Tragen von (schwereren) Lasten zu vermeiden.

Für Schulranzen empfehlen wir die Beschränkung der Last auf ca. 10 Prozent des kindlichen Körpergewichtes. Machen Sie sich einmal die Mühe, mit Ihrem Kind zusammenzustellen, welche Gegenstände es hebt und trägt, und messen Sie diese, z. B. den Schulranzen, auf einer Waage. Sie werden sich wundern, welche Gewichte 10jährige Schulkinder häufig in ihrem Schulranzen mitschleppen.

Wie beim Heben gibt es auch beim Tragen von Lasten einige einfache Regeln, die man sich immer wieder vor Augen führen sollte:

➤ Beim Tragen ist der Körper bewußt aufrecht zu halten.
➤ Wenn möglich, sind Gewichte immer symmetrisch zu verteilen.

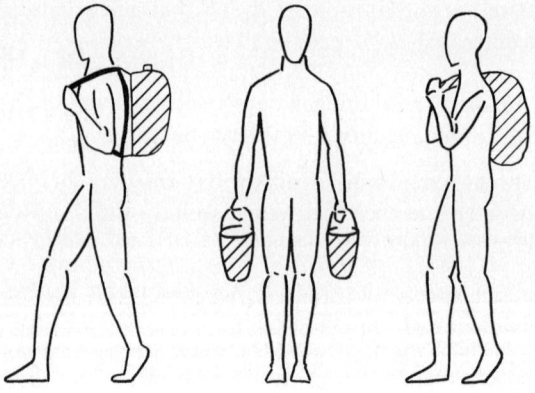

Verteile die Lasten und trage sie möglichst körpernah, am besten auf dem Rücken

➤ Ein Gegenstand ist nahe am Körper zu tragen, am besten auf den Schultern oder dem Rücken.
➤ Beim Tragen ist eine gefährliche Hohlkreuzstellung zu vermeiden.
➤ Beim Tragen häufiger eine kleine Pause einlegen.
➤ Gibt es die Möglichkeit, z. B. Schulbücher auch in der Schule zu deponieren, so daß nicht immer alles mitgeschleppt werden muß?

Eltern stellen häufig die Frage, wie eigentlich ein Schulranzen aussehen, bzw. getragen werden muß? Beim Tragen sollte er mit der gesamten Fläche am Rücken etwa in Höhe Brustwirbelsäule anliegen, und das Gewicht sollte gleichmäßig auf beide Schultern verteilt sein (nicht schief oder einseitig tragen). Zu lange Trageriemen sind zu vermeiden, da der Ranzen sonst mit dem unteren Teil zu sehr gegen den Rükken drückt. Beim Kauf eines Schulranzens achten Sie bitte auf Dinge wie Leergewicht und Maße des Ranzens sowie Breite und Polsterung der Trageriemen.

Sportarten der Kinder – rückenfreundlich?

Sportarten, welche die Ausdauer und Leistungsfähigkeit des Herz-Kreislaufsystems schulen, können von gesunden Kindern problemlos betrieben werden. Sie haben einen natürlichen Schutzmechanismus, der sie vor Überlastung ihres Herz-Kreislauf-Systems behütet. Zu diesen Sportarten zählen Schwimmen, Laufen, Radfahren, Ballspielen, Kinderturnen usw.

Kraftsport wie Gewichtheben und Hanteltraining mit einseitigen und maximalen Belastungen ist aufgrund der besonderen Empfindlichkeit der Wachstumsfugen und der Wirbelsäule kritisch zu betrachten. Ein Krafttraining muß die Besonderheiten des kindlichen Organismus berücksichtigen und sollte den Wachstums- und Reifungsprozeß sinnvoll unterstützen, insbesondere bei leistungsschwächeren Kindern.

Radfahren

Radfahren gehört zu den klassischen Gesundheitssportarten. Es entlastet den Stützapparat und eignet sich hervorragend zum Ausdauertraining. Als Spielgerät und Fortbewegungsmittel ist das Rad für Kinder sehr wichtig. Durch eine häufig zu beobachtende Rundrückenhaltung, besonders beim tiefen Rennradfahren, ist allerdings eine axiale und damit physiologische Belastung der Wirbelsäule nicht möglich. Daneben kann es zu Überlastungserscheinungen der Rükkenmuskulatur kommen. Sinnvoll ist es, einen Gesundheitslenker zu benutzen oder sich beim Rennrad an der waagrechten Lenkerstange abzustützen und das Becken leicht nach vorne zu kippen. Beim Mountainbiking werden vor allem bei Bergauffahrten die Oberschenkel-, Rücken- und Bauchmuskulatur eingesetzt; bei größeren Steigungen auch die Armmuskulatur. Es fördert außerdem im hohem Maß die Geschicklichkeit und Koordination. Das Mountainbike fängt im Vergleich zum Rennrad durch seine weniger hart aufgepumpten breiten Reifen Stöße besser ab und ermöglicht dem Rücken somit eine bessere Dauerhaltung.

Laufen (Joggen)

Laufen führt zu einer gleichmäßigen Be- und Entlastung der Bandscheiben und zur harmonischen Belastung der rumpfstabilisierenden Muskulatur. Es ist auf gutes Schuhwerk und entsprechenden Laufuntergrund zu achten (bei Fußfehlstellungen Rücksprache mit dem Arzt!).

Schwimmen

Bewegen im Wasser gehört sicher zu den beliebtesten Beschäftigungen der Kinder, vor allem im Sommer. Der Auftrieb des Wassers entlastet den Stütz- und Bewegungsapparat bei gleichzeitiger muskulärer Aktivität der Extremitäten. Besonders eignen sich für Kinder das Kraul- und Rückenschwimmen, da die Wirbelsäule dabei gestreckt wird. In Deutschland wird allerdings vorwiegend das Brustschwimmen bei Kindern als erste Schwimmart eingeführt. Es ist darauf zu achten, daß ins Wasser ausgeatmet wird, man also den Kopf ins Wasser senkt, um ein permanentes Hohlkreuz und eine Überstreckung des Nackens zu vermeiden.

Tennis

Viele Tennisspieler/-innen haben Probleme mit ihrer Wirbelsäule. Durch die Dynamik, die vom Schlagarm ausgeht, wirken auf die Wirbelsäule starke rotatorische Kräfte. Werden sie nicht von den Rumpfstabilisatoren kompensiert, können daraus Überbeweglichkeiten und Krankheitsbilder resultieren. Gerade beim Tennis ist deshalb ein zusätzliches Kräftigungs- und Dehnprogramm unentbehrlich. Da eine frühzeitige Spezialisierung der «Tenniskinder» zu gesundheitlichen Schäden führen kann, bedarf ein Förder- und Leistungstraining im Kindes- und Jugendalter wohlüberlegter Planungen.

Fußball – Handball – Volleyball

Beine und Arme sind bei diesen Sportarten häufiger von Verletzungen betroffen als die Wirbelsäule. Die Bewegungen sind sehr vielfältig, und das gesamte Stütz- und Bewegungssystem wird belastet und bewegt. Entscheidend ist bei diesen Sportarten ein vernünftiges Aufwärmprogramm, in welches neben rumpfkräftigenden Übungen ganz besonders Dehnübungen für die Bein- und Hüftmuskulatur einfließen sollten.

Kinderturnen

Kinderturnen ist vielseitig und bietet umfangreiche Bewegungs- und Erfahrungsmöglichkeiten wie z. B. das Turnen an Geräten, das Bauen von Spiellandschaften, das Tanzen zu selbstgesungenen Liedern, das Ausprobieren vieler Spiele usw. Es hat nichts gemeinsam mit dem in den Medien häufig zu Recht kritisierten Hochleistungsturnen, wenngleich auch Elemente des sportlichen Trainings und Wettkampfs zum Kinderturnen gehören.

Reiten

In der «aktiven Sitzposition» wird während des Reitens die Rumpfmuskulatur gekräftigt, die Bandscheiben in rhythmischem Wechsel be- und entlastet und das Haltungs- und Körpergefühl hinsichtlich einer aufrechten Sitzhaltung geschult. Bei dieser Sportart spielt die harmonische Einheit Pferd – Mensch eine wesentliche Rolle, so daß ein ausführlicher Unterricht unentbehrlich ist.

Alpiner Skisport

80 Prozent aller Skianfänger sind Kinder zwischen 4 und 9 Jahren. Die Bewegung auf Ski schult das Gleichgewichtsgefühl und ermöglicht vielseitige und wertvolle Bewegungserfahrungen. Die Zielsetzung im Kinderskiunterricht ist neben einem kindgerechten Erlernen der Skitechnik die Sicherheitserziehung. Die Gefahr einer Verletzung ist bei Kindern vor allem bei Überforderung (Übermüdung) gegeben. Betroffen sind davon in erster Linie die unteren Extremitäten. Auch wenn der kindliche Bewegungsapparat eine hohe Elastizität besitzt, sind die Bandscheibenleistungen bei Torsions- und gleichzeitigen Flexionsbewegungen äußerst hoch. Kinder (Schüler), die häufig auf Ski stehen, sollten Ausgleichssportarten betreiben, in denen neben der Bein- auch die Rumpfmuskulatur ausgewogen beansprucht wird.

Kinder sollten grundsätzlich die Sportart betreiben, die sie sich aussuchen, denn unsere primäre Forderung lautet ja: Du sollst Dich bewegen. In der Regel ist das Sportinteresse bei Kindern vor der Pubertät ohnehin sehr hoch. Sportartenunabhängig scheinen uns folgende Hinweise wichtig:

➤ Schmerzen während oder nach der sportlichen Betätigung sind Zeichen für eine falsch ausgeführte Technik, für eine Überlastung oder eine falsche Sportart.

➤ Entscheidende Voraussetzung für die Durchführung einer Sportart ist das Erlernen der richtigen Technik. Geben Sie Ihr Kind in die Obhut eines ausgebildeten Trainers oder Sportlehrers. Fördern Sie die sportliche und spielerische Vielseitigkeit Ihres Kindes, und achten Sie darauf, daß keine frühzeitige Spezialisierung stattfindet.

➤ Ein gutes Aufwärmprogramm mit entsprechend ausgewogener Dehn- und Kräftigungsgymnastik gehört in jede Übungsstunde.

➤ Vor Aufnahme der sportlichen Betätigung lassen Sie Ihr Kind von Ihrem Arzt untersuchen, und informieren Sie sich über für Ihr Kind evtl. ungeeignete Sportarten.

➤ Bei einem kindlichen Leistungstraining sind noch weitere Bedingungen zu berücksichtigen:

– eine internistische und orthopädische Voruntersuchung,
– eine regelmäßige medizinische Begleituntersuchung,
– die freiwillige Sportausübung ohne Zwang durch Eltern und Trainer,
– ein alters- und entwicklungsgemäßes Training,
– ausreichend Entfaltungsmöglichkeit außerhalb des Sports.

Vergessen Sie nicht, daß Kindertraining kein reduziertes Erwachsenentraining ist.

Die kleinen Rückentips

1: **Bewege dich viel – nutze Bewegungspausen.**

2: **Entlaste den Rücken – stütze den Oberkörper ab.**

3: **Sitze dynamisch und nicht zu lange.**

4: **Gehe beim Bücken in die Hocke.**

5: **Vermeide beim Heben Drehbewegungen der Wirbelsäule.**

6: **Verteile Lasten und trage sie möglichst körpernah, am besten auf dem Rücken.**

Umsetzung in die Praxis – ein ganzheitlicher Ansatz

Kleine Spiele für Kinder

Wie bietet man Kleine Spiele an?

Der Erfolg vieler Spielformen hängt im wesentlichen davon ab, welche man auswählt und wie man sie anbietet. Im Spiel sollte durch eine variable Spielleitung immer die Möglichkeit bestehen, spontan auf die Bedürfnisse und augenblicklichen Interessen der Kinder einzugehen und ihnen genügend kreativen Freiraum zu lassen. Ein Spielleiter sollte selbst gern spielen, motivierend auf die Gruppe wirken, Spiele nach Bedarf auswählen und verändern sowie sicher mit schwierigen Situationen umgehen können. Zahlreiche Bedingungen können dabei spielfördernd, aber auch spielstörend wirken.

Hemmungen und Ängste, sichtbar beispielsweise in Passivität und Zurückhaltung, in einer beschleunigten Atmung, Koordinationsstörung und verkrampften Haltung, können durch verschiedene spielfördernde Maßnahmen verringert werden. Hier hilft eine angenehme Atmosphäre, der Einsatz von Musik und motivierenden Spielgeräten, eine anregende Spieleauswahl, eigenes Mitspielen, einfache Spielregeln, Spielen ohne Zuschauer und oder ein abschließendes Gespräch. Die Spielinhalte und -regeln sind wie alle anderen Inhalte der Kinder-Rückenschule in einer kindgerechten Sprache zu erklären.

Lassen Sie sich durch die Anforderungen nicht verunsichern. Das wichtigste ist, daß Sie mit Herz bei der Sache sind, auf die Kinder eingehen und einfach Spiele ausprobieren, um somit eigene Spielerfahrungen zu sammeln.

Kleine Spiele ohne Handgerät – Geh- und Laufschule

Die Kinder gehen in verschiedenen Variationen

➤ in verschiedenem Tempo, vom schnellen Gehen bis zu Gehen in Zeitlupentempo

➤ normal Gehen und darauf achten, wie denn die Füße am Boden aufsetzen

➤ durch die Wohnung schleichen, «niemand darf uns hören»

➤ gehen, als ob man es ganz eilig hat

➤ wie schnell kann man gehen, ohne zu laufen?

➤ versuchen, im Gehen «rohe Eier» zu transportieren, die nicht herunterfallen dürfen

➤ mit geschlossenen Augen gehen (wie verändert sich das Gehen?)

➤ verschiedene Formen des Gehens ausprobieren: latschen, stampfen, schlurfen, torkeln, schleichen, marschieren usw. (Ideen der Kinder einbeziehen) und darauf achten, wie man sich bei den verschiedenen Gangarten fühlt

Geh- und Laufspiele alleine und in der Gruppe

Alle Kinder laufen im Rhythmus der Musik kreuz und quer durcheinander und führen unterschiedliche Aufgabenstellungen, Übungs-, Spiel- oder Bewegungsformen aus:

➤ Die Kinder mit verschiedenen Formen begrüßen, z.B. mit Handschlag, mit Handklatsch, mit Verbeugen, mit Einhaken und im Kreis Drehen, mit Strecksprung und Zusammenklatschen der Hände etc.

➤ Beim Laufen im Rhythmus die Finger schnipsen, in die Hände klatschen oder auf den Boden trampeln.

➤ Bei Pfiff des Spielleiters eine ganze Drehung ausführen, danach wieder locker weiterlaufen.

Versteinern

Der Spielleiter stellt einen Zauberer dar, der, wenn die Musik stoppt, mit seinem Zauberstab alle Kinder plötzlich versteinert. Die Kinder bleiben sofort in ihrer Haltung stehen. Erklingt wieder die Musik, laufen alle Kinder weiter. In einer Variation können die Kinder selbst den Zeitpunkt des Weiterlaufens bestimmen. Ruft ein Kind nach einer

Weile «Los», dürfen alle anderen ihre versteinerte Haltung lösen und weiterlaufen. Der Spielleiter stellt in diesem Moment auch die Musik wieder an

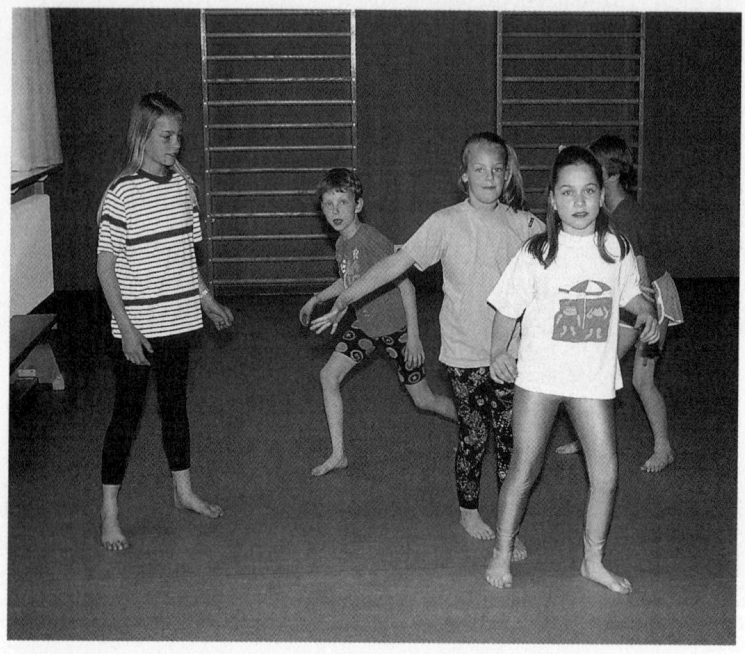

«Könnt Ihr auch in der versteinerten Position noch sicher stehen?»

➤ Beim Musikstopp sprinten alle Kinder ganz schnell auf der Stelle. Ertönt nach einigen Sekunden wieder die Musik, laufen alle locker weiter.

Versteifen

Beim Musikstopp wird vom Spielleiter ein bestimmtes Gelenk genannt. Dieses Gelenk wird jetzt von allen Kindern beim nächsten Laufen steif gehalten. Um das Spiel zu erschweren, wird jedes genannte Gelenk zusätzlich steif gehalten. Für die Kinder wird so das Laufen immer schwieriger.

Zahlenspiel

Bei jedem Musikstopp ruft der Spielleiter die Zahl ‹1›, ‹2› oder ‹3› in die Runde. Bei der Zahl ‹1› laufen alle Kinder in die Ecken des Raumes. Ertönt die Musik, laufen alle wieder durcheinander. Bei der Zahl ‹2› dürfen sich alle ausruhen und auf den Rücken legen (über die Seite aufstehen). Bei der Zahl ‹3› wird sich dreimal «richtig» gebückt. Als Alternative können auch die Kinder irgendwelche Aufgaben erfinden.

Düsenjäger

Die Spieler imitieren Flugzeuge (Jet, Ballon, Jumbo, Propellerflugzeuge etc.), die vom Spielleiter auf Zuruf vorgegeben werden. Ein Düsenjäger fliegt schneller und mit anderen Geräuschen als ein Segelflieger. Auch hier heißt es wieder ausprobieren und die Phantasie spielen lassen.

Zeitschätzlauf

Wer schafft es, genau 30 Sekunden zu laufen, ohne auf die Uhr zu schauen?

Augen zu

Die Kinder schließen die Augen und versuchen wahrzunehmen, wie es sich anfühlt, mit geschlossenen Augen zu gehen.

Autospiel

Jedes Kind stellt ein Auto dar. Die Autos fahren kreuz und quer mit verschiedenem Tempo durcheinander. Wer schafft es, nicht mit einem anderen Auto zusammenzustoßen?

Benzinsparen

Wir müssen so Auto fahren, daß unser Benzin möglichst lange reicht, also nicht schnell, sondern eher langsam und ökonomisch fahren. Für welche Strecke reicht unser Benzin?

Autospiel mit Gangschaltung

Wir fahren durch die Stadt auf den Jahrmarkt. Jedes Auto hat vier Vorwärtsgänge, einen Rückwärtsgang und Leerlauf.
Leerlauf: Gehen auf der Stelle (Garage)
1. Gang: vorwärts gehen
2. Gang: schnell gehen

3. Gang: laufen
4. Gang: schnell laufen
Rückwärtsgang: rückwärts gehen.

Atomspiel

Alle Kinder laufen ungeordnet durcheinander. Beim Musikstopp ruft der Spielleiter eine Zahl. Die gerufene Zahl gibt die Anzahl der Kinder an, die sich schnell zu einer Gruppe formieren müssen. Sollte ein Kind übrigbleiben, wird es von einer Gruppe in die Mitte genommen. Als Variationsmöglichkeit bieten sich neben Zahlen auch Farben, Schuhgrößen, etc.

Moleküle

Die Kinder laufen durcheinander. Beim Musikstopp ruft der Spielleiter schnell zwei Zahlen. Die erste Zahl gibt an, aus wieviel Atomen das Molekül besteht, die zweite Zahl gibt deren Temperatur an. Bei niedriger Temperatur (0°C) sind die Moleküle eingefroren, bei hoher Temperatur (90°C) flitzen die Moleküle durch die Umgebung. Die Temperatur sollte nicht zu hoch gewählt werden.

Blitz, Regen, Sturm, Sonne

Bei Musikstopp ruft der Spielleiter eines der vier Worte.
«Blitz»: Alle stellen sich wie ein Blitzableiter auf die Zehen (Hochzehenstand) und strecken die Arme nach oben.
«Regen»: Wie ein Regendach stehen alle Kinder in einer aufrechten Haltung und strecken für 30 Sekunden die Arme nach vorne (Mathiass-Test).
«Sturm»: Alle Kinder gehen ganz tief nach unten (Hocksitz).
«Sonne»: Alle Kinder nehmen ein Sonnenbad (Rückenlage).

Laufspiele mit Partner

Die Kinder laufen kreuz und quer durch den Raum. Stoppt der Spielleiter die Musik, formieren sich schnell Zweiergruppen, die anschließend gemeinsam verschiedene Aufgabenstellungen lösen:

Lokomotive

Zwei Kinder stellen sich in Schrittstellung gegenüber und legen die Handflächen aneinander. ‹Wie eine alte Dampflok bewegen sie nun langsam die Hände hin und her. Die Dampflok wird zum D-Zug, die Hände arbeiten schneller. Fährt ein Intercity, werden die Handbewegungen noch schneller.›

Schattenlaufen

Ein Kind läuft voraus und macht irgendeine Bewegung vor. Das andere Kind folgt ihm wie ein Schatten und imitiert alle seine Bewegungen. Nach einer Minute wird gewechselt.

Verfolgen

Ein Kind geht ständig in eine andere Richtung und verändert dabei auch das Tempo. Das andere Kind versucht ständig auf dessen Fersen zu bleiben, ihm möglichst nahe zu folgen, ohne es aber zu berühren.

Tunnelbauen

Paarweise an einer Hand festhalten und im Laufen den anderen Paaren ausweichen. Als Spielerweiterung bauen die einzelnen Paare jeweils einen Tunnel, d. h., wenn sie aufeinander zu laufen, nimmt eines der Paare die Arme nach oben, das andere Paar schlüpft unten durch. Der Oberkörper wird dabei geradegehalten.

Autofahren mit Beifahrer

Zwei Autos fahren nebeneinander und wählen die Geschwindigkeit so, daß sie sich noch unterhalten können.

Eisenbahn

Zwei Kinder stehen hintereinander, der hintere Waggon faßt die Schultern seiner vorderen Lokomotive und schließt die Augen. Die Lokomotive läuft voraus und zieht ihren Waggon in eine bestimmte Richtung. Da der Waggon voll besetzt ist, dürfen die Züge nicht aneinanderstoßen.

Schieber

Beide stehen hintereinander, das hintere Kind legt die Hände an die Schultern des vorderen Kindes und versucht, dieses wegzuschieben. Das vordere Kind behindert diese Absicht, indem es sich steif macht.

Kleine Spiele mit dem Bohnensäckchen

Das Bohnensäckchen ist ein iedales Handgerät für die Körperschulung. Es ist leicht verformbar, hat ein geringes Gewicht, ist gut greifbar und rollt nicht weg. Die Bohnensäckchen haben meist eine Größe von 5 cm x 10 cm und wiegen etwa zweihundert Gramm.

Das Auf-dem-Kopf-Tragen des Bohnensäckchens provoziert bei richtiger Lagerung eine aufrechte Haltung. Deshalb eignet es sich besonders gut zur Haltungsschulung.

➤ Die Kinder gehen kreuz und quer durcheinander und balancieren das Bohnensäckchen auf dem Kopf und begrüßen sich gegenseitig (mit der Hand, dem Fuß, dem Knie, der Schulter). Anschließend das Säckchen auf der Schulter (Handrücken, Ellbogen) balancieren.

➤ Mit dem Bohnensäckchen auf dem Kopf werden verschiedene Alltagsbewegungen durchgeführt, ohne daß das Säckchen herunterfallen darf, z. B. Gehen: Im Gehen ganz groß machen, ohne auf den Ballen zu gehen, und dabei überprüfen, ob der Bauch fest (angespannt) ist; auf den Ballen gehen und dabei ganz groß werden. Laufen, Hinsetzen und Aufstehen. Bei Bewegungen wie Bücken, Schuhbinden o. ä. kann der Kopf nicht mehr in Verlängerung des Rumpfes gehalten werden, ohne daß das Säckchen herunterfällt.

➤ Beim Gehen wird das Bohnensäckchen auf verschiedene Art und Weise nach oben geworfen und wieder gefangen. Anschließend werden die Säckchen untereinander zugeworfen. Fällt ein Bohnensäckchen auf den Boden, sollen sich die Kinder beim Aufheben selbst beobachten.

➤ Alle Bohnensäckchen liegen verstreut auf dem Boden. Jeder hebt ein Bohnensäckchen mit zwei Händen auf, läuft einige Schritte und legt es wieder ab. Das Spiel wird nach kurzer Zeit abgewandelt. Jetzt sind die Bohnensäckchen rohe Eier, die ganz vorsichtig gehoben, getragen und wieder abgelegt werden müssen. Dabei auf einen geraden Rücken achten.

➤ Alle Säckchen liegen auf dem Boden, die Kinder laufen um diese herum. Sobald die Musik stoppt, ruft der Spielleiter eine Zahl. Bei ‹1› stellen sich die Kinder jeweils auf ein Säckchen. Die Zahl ‹2› bedeutet Absetzen auf das Säckchen. Bei der Zahl ‹3› bücken sich die Kinder dreimal und heben das Bohnensäckchen rückenfreundlich auf.

➤ Paarweise zusammenfinden, die Partner haben jeweils ihr Säckchen zwischen die Knie geklemmt. Sie fassen sich nun an den Händen und versuchen den Partner zu sich herüberzuziehen. Wer läßt das Säckchen zuerst fallen?

➤ Alle Kinder spielen in einer Musikband die Rhythmusgruppe. Beim Laufen wird auf flotte südamerikanische Musik das Säckchen als Rhythmusinstrument geschüttelt.

➤ Die Säckchen sind «ganz heiß», so daß sie ganz schnell untereinander ausgetauscht werden müssen.

➤ Jedes Kind legt sich sein Säckchen auf die Schulter. Beim Durcheinandergehen versuchen alle das Säckchen eines anderen Spielers zu «klauen», um es sich selbst auf die eigene Schulter zu legen.

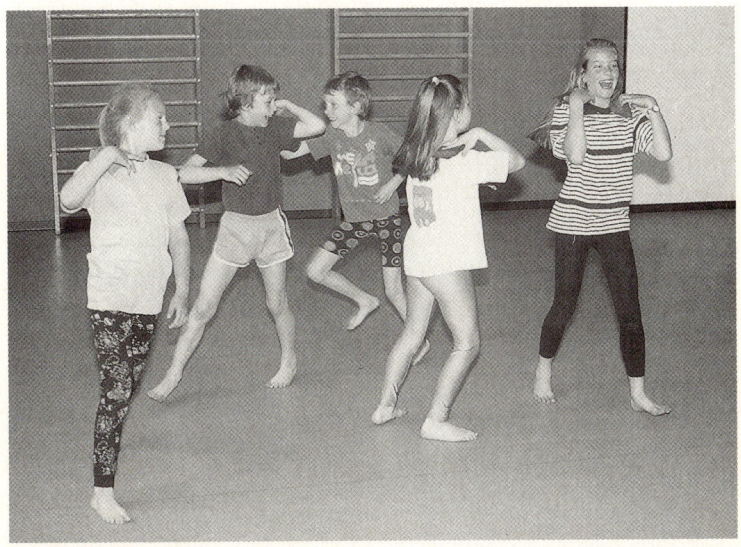

«Bohnensäckchenraub»

Kleine Spiele mit dem Handtuch

➤ Die Handtücher liegen verstreut in der Halle. Die Kinder versuchen alle Handtücher hochzuschleudern, dürfen aber nicht von einem herabfallenden Handtuch getroffen werden.

➤ Jedes Kind nimmt sein Handtuch, läuft damit und läßt es im Wind flattern.

Tuchrauben

Jedes Kind steckt sich das Handtuch so in die Hose, daß es herausschaut. Die Kinder versuchen nun die Handtücher untereinander zu rauben. Wer eines erwischt hat, steckt es sich wieder in die Hose.

➤ Jedes Kind stellt sich auf sein Handtuch und versucht, sich damit zu bewegen. Welches Rutschen/Bewegen ist möglich?

➤ Zwei Kinder halten ein Handtuch, laufen durch die Halle und weichen den anderen Paaren aus.

➤ Zwei Kinder halten das Handtuch an den Enden, spannen es wie ein Segel zwischen sich und laufen mit gespanntem Handtuch gegen den Luftwiderstand durch die Halle.

➤ Zwei Kinder halten ein Handtuch an den Enden und bewegen sich auf und ab, bis das Handtuch den Boden berührt. Dabei rückengerecht in die Knie gehen.

Bankziehen

Das Kind legt sich an einem Ende der Bank in Bauchlage auf das Handtuch, spannt den Bauch und zieht sich die Bank entlang.

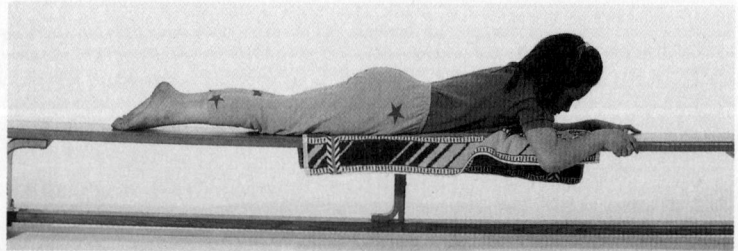

Handtuch mit Ball

Zwei Kinder stehen sich gegenüber und halten ein Handtuch zwischen sich gespannt. Ein Ball liegt auf dem Handtuch und wird durch schwingende Bewegungen leicht nach oben geschleudert und wieder aufgefangen. Anschließend gehen beide Spieler in die Hocke und legen das Handtuch am Boden ab, ohne daß der Ball vom Handtuch rollt. Variation in der Gruppe: Zwei Paare können nebeneinanderstehend sich einen Ball zuschleudern und ihn auffangen. Beim Bücken sollen die Kinder das gelernte rückengerechte Verhalten anwenden.

Kleine Spiele mit dem Luftballon

Der Luftballon ist ein Handgerät mit sehr hohem Aufforderungscharakter. Luftballons sind nicht teuer und beanspruchen wenig Platz. Die Luftballons werden aufgeblasen und mit einem Knoten versehen. Bei der Spielauswahl ist zu beachten, daß der Kopf nicht über längere Zeit (5 Minuten) im Nacken gehalten werden soll, z.B. durch ständiges Hochschlagen.

➤ Die Kinder bewegen sich mit dem Luftballon beliebig durch den Raum (den Luftballon mit Hand, Finger, Kopf, Schulter, Ellbogen, Knie und Fuß antippen). Gehen oder Laufen und dabei den Ballon in verschiedene Richtungen antippen (nach oben, nach vorne, auf den Boden prellend, den Boden entlang, etc.).

➤ Wer kann den Luftballon auf dem Zeigefinger jonglieren und dabei gehen, ohne daß der Luftballon abhebt?

➤ Den Luftballon hochwerfen und so lange in die Hände klatschen, bis der Luftballon wieder knapp über dem Boden aufgefangen werden kann.

➤ Beim Musikstopp gehen zwei Kinder zusammen und bewegen sich gemeinsam mit dem Luftballon. Dieser wird dabei z.B. zwischen der Hüfte (der Schulter, dem Po, der Stirn) beider Spieler festgehalten.

➤ In Zweiergruppen den Luftballon zwischen die Rücken nehmen. Ein Kind bleibt stehen, das andere bewegt sich auf und ab und massiert den eigenen Rücken. Ist ein Spiegel vorhanden, können beide Kinder beobachten, wie ihr Rücken beim Tiefgehen geformt ist.

Blind führen

Paarweise zusammenfinden, jedes Kind hat einen Luftballon. Die Kinder stehen hintereinander, nur verbunden durch beide Luftballons, die sie zwischen den Händen halten. Ein Kind schließt die Augen und geht langsam vorwärts. Das andere Kind dirigiert seinen Mitspieler allein durch Druck auf die Luftballons. Stärkerer Druck auf einen Ballon bedeutet drehen, stärkerer Druck auf beide Luftballons bedeutet schnelleres Gehen.

➤ Kreuz und quer laufen und versuchen, die anderen mit dem Luftballon auf den Po zu treffen. Hierbei ist es wichtig, daß die Teilnehmer nicht zu heftig schlagen.

➤ Den eigenen Luftballon nach oben tippen und versuchen, den Luftballon des Nebenmanns (vorsichtig) wegzuschlagen.

➤ Beim Musikstopp finden sich alle Kinder, deren Luftballon dieselbe Farbe hat. Innerhalb von 10–15 Sekunden tau-

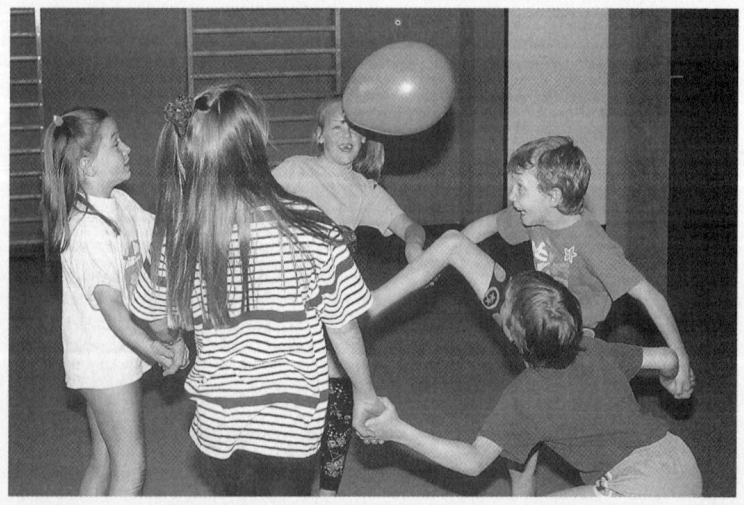

schen die Kinder untereinander ihre Luftballons und Namen aus. Beim Musikstart wechseln alle Kinder die Luftballons, so daß alle einen Luftballon mit einer anderen Farbe haben. Bei erneutem Musikstopp werden wieder Farbgruppen gebildet.

➤ Jeweils vier Kinder bilden einen Kreis mit Handfassung. Im Kreis wird versucht, einen Luftballon über dem Boden zu halten. Dabei darf der Luftballon nur mit dem Fuß, dem Knie, der Schulter oder dem Kopf nach oben getippt werden. Um das Spiel zu erschweren, wird nach einer Weile ein zweiter Luftballon dazugegeben (siehe Abbildung links).

Orbit
Die Kinder liegen auf dem Rücken und strecken die Beine nach oben, die Eltern bilden außen herum einen Kreis. Schaffen es die Kinder, alle Luftballons in der Luft zu halten? Die Eltern versuchen, die Luftballons in der Mitte zu halten.

Rekordversuch
Alle Kinder stehen eng zusammen und versuchen, gemeinsam die Luftballons so lang als möglich vom Boden wegzuhalten. Die Zeit wird angehalten, wenn der erste Luftballon den Boden berührt.

Kleine Spiele mit der Zeitung

➤ Jedes Kind legt ein Blatt einer normalen Tageszeitung auf den Boden. Im Rhythmus der Musik um alle Zeitungen herumlaufen, ohne eine Zeitung zu berühren. Dabei seinen Nachbarn mit den schon bekannten Formen begrüßen. Anschließend über alle Zeitungen hinweglaufen.

➤ Zwischen den Zeitungen befindet sich «tiefes Wasser», das die Kinder nicht berühren dürfen, da sie alle «Nichtschwimmer» sind. Sie versuchen, von «Insel» zu «Insel» zu gehen. Ist der Abstand zu groß, darf jedes Kind einen Zwischenschritt einlegen. (Bei glattem Boden sollte dieses Spiel wegen Verletzungsgefahr weggelassen werden.)

Fahrtwind
Die Kinder heben mit geradem Rücken ihre Zeitungen auf und halten sie sich vor den Bauch. Sie versuchen, durch schnelles Gehen (Laufen), die Zeitung an ihrem Bauch «kleben» zu lassen. Hinweis: Nicht ins Hohlkreuz gehen. Nur der «Fahrtwind» bewirkt, daß die Zeitung am Bauch haftet.

Blättertanz
Jedes Kind holt sich eine zusätzliche Zeitung, um in jeder Hand eine Zeitung zu halten. Durch rhythmisches Bewegen auf die Musik versuchen alle Kinder, daß die Zeitungen nicht von den Händen gleiten. Nach dem Spiel wird die zweite Zeitung wieder zur Seite gelegt.

➤ Zwei Kinder halten im Laufen eine Zeitung mit gestreckten Armen nach oben und lassen sie im Fahrtwind flattern.

➤ Die Kinder werfen ihre Zeitungen in die Höhe und versuchen, sie für einen kurzen Moment vom Boden entfernt zu halten.

Fangspiel mit Dach
Die Zeitung wie ein Dach auf den Kopf legen. Ein Kind wird als Fänger bestimmt. Es versucht, andere Kinder abzuschlagen. Die Zeitung darf jedoch nicht vom Kopf herunterfallen. Wer die Zeitung verliert oder abgeschlagen wird, ist der nächste Fänger.

➤ Zwei Kinder transportieren eine Zeitung durch die Halle, ohne sie mit den Händen zu berühren.

➤ Wir stellen uns abwechselnd mit den linken und rechten Fuß auf die Zeitung und versuchen, im Laufen den Boden zu reinigen. Zum Schluß mit beiden Füßen auf der Zeitung fortbewegen.

➤ Die Kinder stehen mit einem Fuß auf der eigenen Zeitung und versuchen, mit dem anderen Fuß auf die Zeitung eines Mitspielers zu treten und diese zu zerreißen. Die eigene Zeitung wird gut geschützt.

➤ Die Zeitungsfetzen, die auf dem Boden liegen, barfuß nach oben heben und fallen lassen.

➤ Die Kinder sammeln die Zeitungen oder Zeitungsfetzen ein und kneten sich jeweils einen Zeitungsknäuel. Im Laufen werden nun alle möglichen Wurf- und Bewegungsformen mit diesem Knäuel ausprobiert.

➤ Beim Laufen tauschen alle Kinder durch Zuwurf die Zeitungsknäuel aus. Fällt ein Knäuel auf den Boden, wird es mit geradem Rücken aufgehoben.

➤ Es werden zwei Mannschaften gebildet, die versuchen, ein großes Zeitungsknäuel über eine gegnerische Linie zu spielen. Das Knäuel darf dabei nur mit dem Fuß befördert werden.

Der Zeitungskasten
In der Mitte des Raumes wird eine Abgrenzung (Kastenteil, zwei Reifen o.ä.) aufgebaut, in der sich ein oder zwei «Zeitungsausträger» aufhalten. Alle anderen Kinder versuchen nun, die Zeitungsknäuel in die Abgrenzung zu werfen, die Zeitungsträger ihrerseits, die Knäuel wieder nach außen zu befördern. Schaffen es die Zeitungsträger, den Zeitungskasten ganz zu leeren? Da es sich um ein anstrengendes Spiel handelt, wird die Dauer auf 30 Sekunden beschränkt. Kann auch mit den Füßen durchgeführt werden.

➤ Alle Kinder werfen ihr Knäuel von einer vorher ausgemachten Linie in einen bereitgestellten Abfalleimer. Wer daneben wirft, hebt die Zeitung mit geradem Rücken auf und versucht es noch einmal.

➤ Zeitungskreis. Alle Kinder sitzen im Kreis und geben barfuß eine (oder mehrere) Zeitung zum jeweiligen Nachbarn weiter, ohne daß die Zeitung den Boden berührt.

➤ Das Transportieren und Zusammenknüllen der Zeitungen kann auch barfuß erfolgen, z.B. wird ein Zeitungsblatt nur mit den Füßen zu einem so kleinen Zeitungsball zusammengeknüllt, daß er unter dem Fuß verschwindet.

Zielwerfen
Mit den Füßen den Papierknäuel greifen und auf Ziele werfen.

Kleine Spiele mit Teppichfliesen

Teppichfliesen (Größe: 40 x 40 cm) eignen sich besonders für Rutsch- und Gleitbewegungen (flauschige Seite unten) und Sprung-, Hüpf- und Fangspiele (gummierte Seite unten).
Die Kinder sollen erfühlen, wie sich die Seiten der Teppichfliese voneinander unterscheiden.

➤ Die auf dem Boden liegenden Fliesen werden umlaufen, und bei Musikstopp (Zuruf) setzt (stellt, legt) sich jedes Kind schnell auf (neben, vor, hinter) eine Fliese.

Kettenspringen
Die Fliese überspringen, umdrehen, mit geradem Rücken bücken, die Fliese aufheben, den Körper wieder drehen, vorne ablegen und wieder überspringen.

Figuren legen
Bei Musikstopp oder Zuruf aus allen vorhandenen Fliesen schnell Figuren legen (Viereck, Reihe usw.).

Kreisel
Mit beiden Füßen auf die Fliese stellen und versuchen, sich zu drehen.

Standrutschen
Im Stand eine bestimmte Strecke rutschen. Dasselbe als Tandem mit einem Partner ausprobieren.

Rollerfahren
Mit einem Fuß auf die Fliese stellen und versuchen, sich mit dem anderen Fuß abzustoßen.

Sitzrutschen
Auf die Fliese setzen und sich mit den Händen oder Füßen abstoßen.

Bauchrutschen
Mit dem Bauch auf die Fliese legen und versuchen, sich mit den Händen vorwärts zu ziehen oder mit den Füßen zu schieben (siehe Abbildung rechts).

Partnertransport
Den auf der Fliese liegenden oder sitzenden Partner an den Händen
ziehen oder den Füßen schieben. In Bauchlage Rumpfspannung aufbauen, um ein Hohlkreuz zu vermeiden.

Hin- und Herspringen
Zwei Fliesen auslegen und versuchen, in möglichst vielen Variationen
hin- und herzuspringen.

Platz suchen
Alle Kinder laufen um die Fliesen und müssen sich bei Musikstopps
eine Fliese suchen. Die Fliesen werden nacheinander entfernt.

Laufendes Band
Zwei Gruppen versuchen, mit Ihren Fliesen einen «Fluß» zu überque-
ren. Wenn eine Mannschaft «das Wasser» berührt, muß sie wieder von
vorne beginnen.

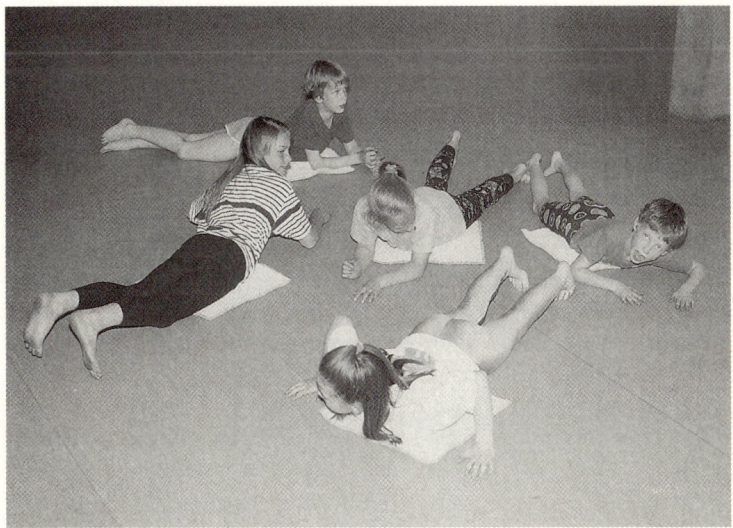

*Das Bauchrutschen (wie eine Schlange bewegen) fördert die Muskulatur des
ganzen Körpers.*

Kleine Fußspiele mit dem Seil

Die Haltung baut auf den Füßen auf. Der Fuß muß wie die Wirbelsäule gegen die Schwerkraft gehalten und bewegt werden. Wird die Fußmuskulatur nicht gefordert, verfällt die Haltung des Fußes, ähnlich wie die der Wirbelsäule. Ein sehr guter und natürlicher Entwicklungsreiz ist für die Füße einfaches Barfußgehen auf unterschiedlichen Bodenverhältnissen.

➤ Die Kinder balancieren barfuß über die am Boden liegenden Seile. Beim Balancieren kann der Fuß auch so aufgesetzt werden, daß das Seil zwischen dem großen und dem nächsten Zeh «in die Zange genommen» wird.

Seilgreifen

Das Seil mit dem rechten und linken Fuß aufheben und ablegen. Beim Aufheben versuchen, das Seil mit den Zehen zu greifen und nicht zwischen die Zehen zu klemmen.

➤ Das Seil mit den Zehen an einem Ende greifen und am Boden entlang schlängeln. Nach einer Weile versucht ein Mitspieler, mit den Füßen das andere Ende zu erwischen.

Seilübergeben

Das Seil von einem Fuß in den anderen übergeben. Anschließend das Seil auch einem Mitspieler übergeben.

Seiltransport

Mehrere Kinder greifen gemeinsam ein Seil und transportieren es über eine gewisse Strecke (siehe Abbildung rechts oben).

➤ Ein zusammengeknotetes Seil liegt auf dem Boden. Die Paare versuchen, barfuß mit den Zehen die Seilenden aufzuheben und das Seil zu schwingen und wegzuschleudern.

Figurenlegen

Mit den Füßen aus den am Boden liegenden Seilen verschiedene Figuren, Buchstaben, Zahlen oder Bilder legen.

➤ Mit gebeugten Beinen vor dem Seil sitzen und abwechselnd die Fußspitzen hinter dem Seil, bzw. die Fersen vor dem Seil auftippen.

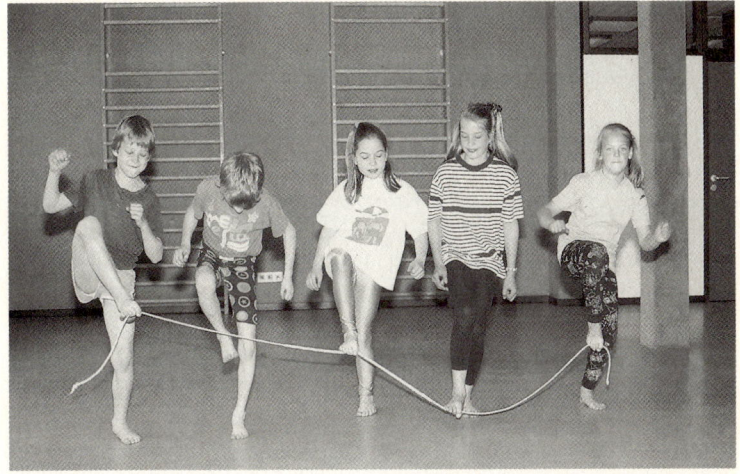

Der «Seiltransport» als spielerisches Kräftigen der Bein- und Fußmuskulatur

Seilwettkampf
Zwei barfüßige Mannschaften müssen versuchen, in einer bestimmten
Zeit möglichst viele Seile (Korken, Tücher, Zeitungen, u.ä.) in ihre
Körbe zu transportieren.

Kleine Spiele mit dem Partner und in der Gruppe

Autoscooter
Es formieren sich Dreiergruppen, bestehend aus einem «Maschini-
sten» und zwei «Autos». Diese Autos stehen zu Spielbeginn Rücken
an Rücken und beginnen, auf ein Startkommando nach vorne zu gehen. Dabei strecken sie ihre Arme nach vorne aus. Sollte einer von
Ihnen auf ein Hindernis oder einen anderen Wagen auffahren, kann er
das durch «Hupen» zu erkennen geben. Die Aufgabe des Maschini-
sten besteht darin, beide Autos wieder so zusammenzuführen, daß sie
frontal aufeinanderstoßen. Lenken kann er seine Autos durch einen
kleinen Klaps auf die Schulter. Ein Klaps auf die linke Schulter bedeutet eine Vierteldrehung (90°) nach links, klopft er z.B. zweimal schnell
auf die rechte Schulter, dreht sich das Auto eine halbe Drehung (180°)

nach rechts. Stehen beide Autos frontal voreinander, schalten sie automatisch ab. Der Maschinist beginnt mit dem Zurückholen erst nach ca. 5–8 Sekunden.

Der Gordische Knoten

Einige Kinder sammeln sich in einem Kreis, stehen ganz dicht nebeneinander und strecken ihre Arme in die Mitte, so daß alle Hände durcheinander und übereinander liegen. Die Kinder suchen sich nun mit jeder Hand jeweils die Hand eines Mitspielers. Dabei dürfen sich immer nur zwei Hände berühren. Jetzt versucht dieses Knäuel sich zu entwirren, ohne eine Hand loszulassen. Dies geschieht, indem die Kinder über die Arme steigen und unterdurch drehen.

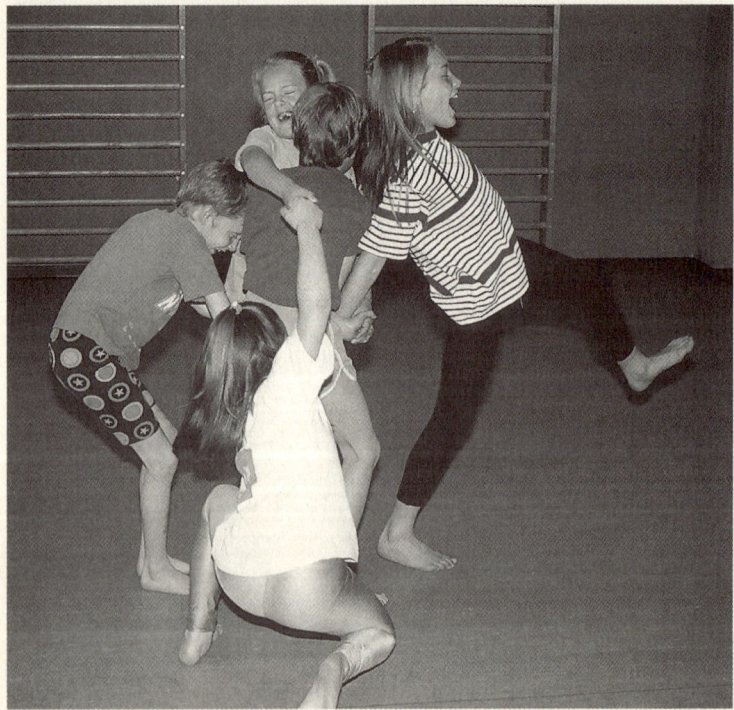

Der Gordische Knoten, ein Gruppenspiel zur Körperwahrnehmung, Mobilisation und Interaktion

Blinde Reihe
Zwei Mannschaften stehen mit geschlossenen Augen hintereinander
in einer Reihe. Auf ein Startkommando versucht nun jede Mannschaft, sich so schnell wie möglich der Größe nach aufzustellen, ohne
dabei die Augen zu öffnen. Welche Mannschaft ist zuerst fertig und
steht wie «Orgelpfeifen» der Größe nach geordnet?

Haltet die Seiten frei
Es werden zwei Mannschaften gebildet, die jeweils hinter ihrer Linie
(Bänke, Linie am Boden) stehen. Hinter jeder Linie befinden sich
soviel Gegenstände (Handtücher, Bücher, Federmäppchen, Schulranzen, etc.) wie Kinder. Nach dem Startkommando muß jede Mannschaft versuchen, die «eigenen» Gegenstände hinter die Linie der
anderen Mannschaft (möglichst nahe am Körper) zu tragen. Welche
Mannschaft hat nach Ablauf der Zeit, z.B. einer Minute, die wenig-
sten Gegenstände auf ihrer Seite?

Scheibenwischer
Die Kinder imitieren einen Autofahrer oder verschiedene Autoteile.
Der Fahrer steigt ins Auto, dreht den Zündschlüssel herum, legt den
ersten Gang ein und fährt los (die Spieler laufen). Es scheint die Sonne, der Autofahrer kurbelt das Schiebedach zurück. Es fängt an zu
regnen, die Scheibenwischer gehen an. Die Gruppe ist dabei immer in
Bewegung. Ein Besuch im Zoo, auf dem Jahrmarkt o.ä. können hinzu-
kommen. Auch hier werden Bewegungen imitiert. Ein Elternteil kann
mit der Geschichte beginnen, und die Kinder erzählen sie weiter.

Schlange im Gras
In einem abgegrenzten Gebiet gibt es eine Schlange (Eltern, Kurslei-
ter, Kind), die gerade schläft. Alle «mutigen» Kinder berühren die
Schlange mit einem Finger. Ruft sie «Schlange im Gras», müssen die
Kinder auf allen vieren flüchten. Die Schlange versucht kriechend, die
Kinder zu verfolgen. Hat sie ein Kind erwischt, verwandelt sich dieses
unter lautem Gebrüll ebenfalls in eine Schlange.

Fuchs, wie spät ist es?
Alle Kinder gehen durch den Raum und fragen den Fuchs: «Fuchs, wie
spät ist es?» Dieser nennt eine beliebige Uhrzeit und geht dann weiter.
Ruft er allerdings «Frühstück, Mittagessen oder Abendbrot», müssen

die Kinder flüchten. Der Fuchs versucht, in 30 Sekunden so viele Kinder wie möglich «zu fressen».

Fallschirmspiele
Hier sind vielfältige Bewegungsformen möglich, z.B.

– mit der rechten Hand den Fallschirm festhalten und gemeinsam nach links im Kreis laufen,

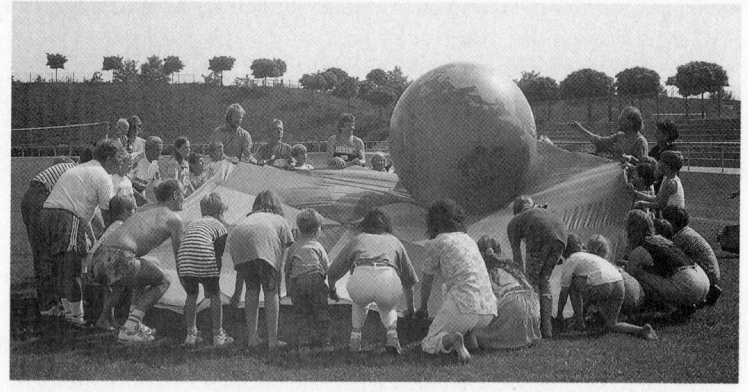

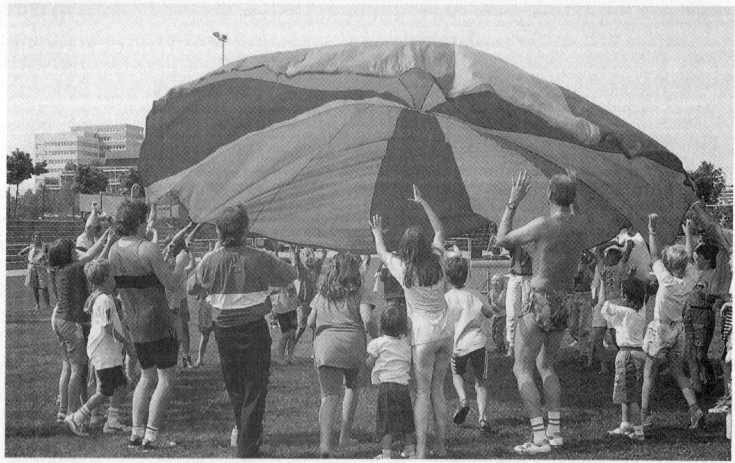

Das Spielen mit dem Fallschirm ist ein besonderes Erlebnis für alt und jung

– mit beiden Händen den Fallschirm fassen und durch Rütteln Wind erzeugen,
– gemeinsam tief und hoch gehen und dabei den Fallschirm schwingen lassen,
– gemeinsam so am Fallschirm ziehen, daß alle Spieler sich gleichzeitig auf den Boden setzen können,
– Krokodilspiel: Alle setzen sich und strecken ihre Füße unter den Fallschirm. Ein Krokodil unter dem Fallschirm zieht mit lautem Gebrüll andere Kinder unter den Schirm. Alle verwandeln sich in Krokodile.
– Katz und Maus: Zwei Mäuse sind unter dem Schirm, zwei Katzen versuchen, auf dem Schirm sie zu fangen. Die anderen Kinder versuchen, es den Katzen durch Schütteln des Fallschirms möglichst schwer zu machen.
– nach dem Hochschwingen den Fallschirm über den Rücken ziehen und sich auf den Boden absetzen, dadurch ein Zelt bauen,
– einen großen Ball auf dem Fallschirm vorwärts treiben, indem sich die Spieler aus der Tiefhalte nacheinander aufrichten,
– den Fallschirm dreimal nach oben und unten schwingen und beim dritten Mal fliegen lassen,
– beim Hochschwingen den Fallschirm sich aufblähen lassen und nach innen laufen, dabei den Fallschirm nicht loslassen. Es entsteht eine herrliche Kuppel.

Kommando Pimperle
Alle Kinder klopfen auf «Kommando Pimperle» mit den Zeigefingern auf die Oberschenkel oder auf den Tisch. Auf verschiedene weitere Kommandos eines Spielleiters werden bestimmte Haltungen so lange eingenommen, bis wieder «Kommando Pimperle» angesagt wird. Wird aber eine Bewegungsanweisung ohne «Kommando» angesagt, gilt nach wie vor die vorherige Aufgabe. Die Kinder müssen also sehr genau aufpassen und schnell reagieren. Die Reihenfolge der Kommandos ist willkürlich. Mögliche Kommandos sind:

– «Kommando auf»:	Alle stehen auf.
– «Kommando sitz»:	Alle setzen sich gerade hin.
– «Kommando tief»:	Alle gehen in die Hocke.
– «Kommando hoch»:	Alle gehen in den Zehenstand.

- «Kommando ganz hoch»:   Alle gehen in den Zehenstand und strecken die Arme hoch.
- »Kommando drehen»:   Alle drehen einmal um die Körperachse.
- «Kommando Einbein»:   Alle stehen auf einem Bein.

Pferderennen

Der Spielleiter erzählt den Rennverlauf eines Hindernisrennens vom Start bis zum Ziel. Dabei macht er Bewegungen vor, die von den Schülern sofort umgesetzt werden. Die Bewegungsaufgaben können in beliebiger Reihenfolge durchgespielt werden:

- «Die Reiter sitzen aufrecht auf ihrem Pferd und reiten zur Startbox»: Kinder reiten auf ihren Stühlen und imitieren das Hufegeklapper durch Trampeln mit den Füßen.
- «Vor dem Start scheuen die Pferde»: Kinder machen sich ganz groß.
- «Die Pferde sind in der Startbox»: Die Kinder sind ganz ruhig.
- «Auf die Plätze, Start»: Die Kinder springen auf und stampfen auf der Stelle.
- «Es kommt der erste Ochser»: Die Kinder springen hoch.
- «Da kommt der Wassergraben»: Die Kinder springen hoch und gehen mit einem lauten «Platsch» ganz tief.
- «Da kommt ein Doppel-Ochser»: Die Kinder springen zweimal hoch.
- «Es naht die Kurve der kreischenden Frauen»: Die Kinder winken mit der rechten Hand und kreischen ganz laut.
- «Das Tempo wird höher»: Die Kinder gehen in Hockstellung und arbeiten mit den Zügeln.
- «Wir reiten an der Haupttribüne vorbei»: Die Kinder werfen Kußhände Richtung Haupttribüne.
- «Die Reiter treiben ihre Pferde zum Endspurt»: Die Kinder reiten in der Hocke und trampeln. Im Ziel setzen sich alle wieder auf den Stuhl.

Funktionelle Übungen für Kinder

Eine komplexe Haltungs- und Koordinationsschulung ist am ehesten durch ein geeignetes Ganzkörpertraining zu erreichen. Wesentliche Bestandteile sind hier spezielle Übungen zur Koordination, Dehnung, Mobilisation und Kräftigung.

Was sind Koordinationsübungen?

Koordinationsübungen sind vielfältige Spiel- und Bewegungsmöglichkeiten, in denen sich koordinative Fähigkeiten entwickeln oder verbessern können. Koordination, d. h. das Zusammenspiel von Sinnen, Nerven und Muskeln innerhalb einer Bewegung, ist u. a. die Fähigkeit zur Gleichgewichtskontrolle, zur räumlichen Orientierung, zur Reaktion auf optische und akustische Signale und zur Wahrnehmung des Muskeleinsatzes innerhalb gezielter Bewegungsabläufe. Sie entwickelt sich besonders im Kindesalter (ca. 7.–12. Lebensjahr).

Daß die Bewegungskoordination im Alltag eine wesentliche Rolle spielt, sehen Sie schon am Beispiel des Sitzens oder Stehens. In aufrechter Haltung pendelt der Körperschwerpunkt laufend in kleinen Bewegungen um das Körperlot. Zu dieser Gleichgewichtssicherung sind dosierte Spannungs- und Entspannungswechsel vieler Muskelgruppen erforderlich, die durch einen fein abgestimmten Steuerungsmechanismus reguliert werden.

Schulung des Gleichgewichts

Die Gleichgewichtsfähigkeit ist eine Grundvoraussetzung für alle Bewegungen (Haltungen) in der Schule, im Alltag und im Sport. Unterschiedlichste Gleichgewichtssituationen in Ruhe und in der Bewegung sollten ein Schwerpunkt in der Rückenschule und in der Bewegungsarbeit mit Ihrem Kind darstellen. Hier wird u. a. reflektorisch die Haltemuskulatur beansprucht, insbesondere die wichtige und nur schwer isoliert zu trainierende autochthone Rückenmuskulatur.

Die Möglichkeiten zur Gleichgewichtsschulung sind unendlich groß. Man kann am Ort (Kreisel) oder in Bewegung (Balancieren) üben, verschiedene Positionen einnehmen (Hochzehenstand), die Unterlage verändern (Baumstamm) oder vielfältige Materialien einsetzen usw. Geeignet sind hier Seile, Bänke, Baumstämme, Medizin- und Pezzi-Bälle, Pedalos, Rollbretter oder Skateboards, Teppichfliesen, Zeitungen, Roll- und Schlittschuhe usw.

Da diese Übungen einen hohen Stellenwert haben, wollen wir Ihnen auch einige Hinweise zur Durchführung geben:

- Je kleiner die Unterstützungsfläche ist, desto höher ist die koordinative Beanspruchung.
- Überfordern Sie Ihr Kind nicht mit zu schwierigen Übungen, und lassen Sie es auch nicht zu lange üben. Zu leichte Übungen werden aber auf der anderen Seite schnell langweilig.
- Lassen Sie Ihrem Kind auch Zeit zum Ausprobieren. Man überträgt zu gerne als Elternteil das eigene Leistungsniveau auf das Kind.
- Wechseln Sie häufiger die Unterstützungsfläche.
- Da die Übungen recht intensiv sind, gönnen Sie Ihrem Kind auch Zeit zur Erholung und Lockerung.
- Es bietet sich an, die Kinder barfuß üben zu lassen. In der Wohnung ist das ohnehin kein Problem, aber auch im Freien leicht möglich. Es fördert die Wahrnehmung der Fußsohlen, kräftigt Fuß- und Beinmuskulatur und steigert das Haltungsgefühl.
- Zusatzaufgaben wie Augen schließen, beim Balancieren mit dem Ball prellen u. ä. erschweren die Übungsausführung.

Einbeinstand
Das Kind steht auf einem Bein, ohne zu wackeln. Wie lange schafft es das? Geht das Stehen auch mit geschlossenen Augen oder sogar mit Anschubsen (an der Schulter oder Gesäß kurz antippen)? Auch die Variation im Hochzehenstand ausführen.

Partnerkampf
Zwei Kinder stehen sich auf Armlänge mit geschlossenen Beinen (Fuß vor Fuß, Einbeinstand, Hochzehenstand) gegenüber und versuchen, das andere Kind durch Anschubsen aus dem Gleichgewicht zu bringen.

Vierfüßlerstand
Das Kind steht im Vierfüßlerstand und streckt den rechten Arm nach vorne und das linke Bein nach hinten weg. Kann es ebenfalls noch stabil bleiben, wenn zusätzlich der rechte Fuß angehoben wird?

Gleichgewichthalten auf labiler Unterlage

Wer kann auf dem Medizin- und Pezziball, dem Kreisel, der Wippe, den Stelzen, der Leiter, dem Drehteller oder dem Walzenbrett wie lange stehen (sitzen)?

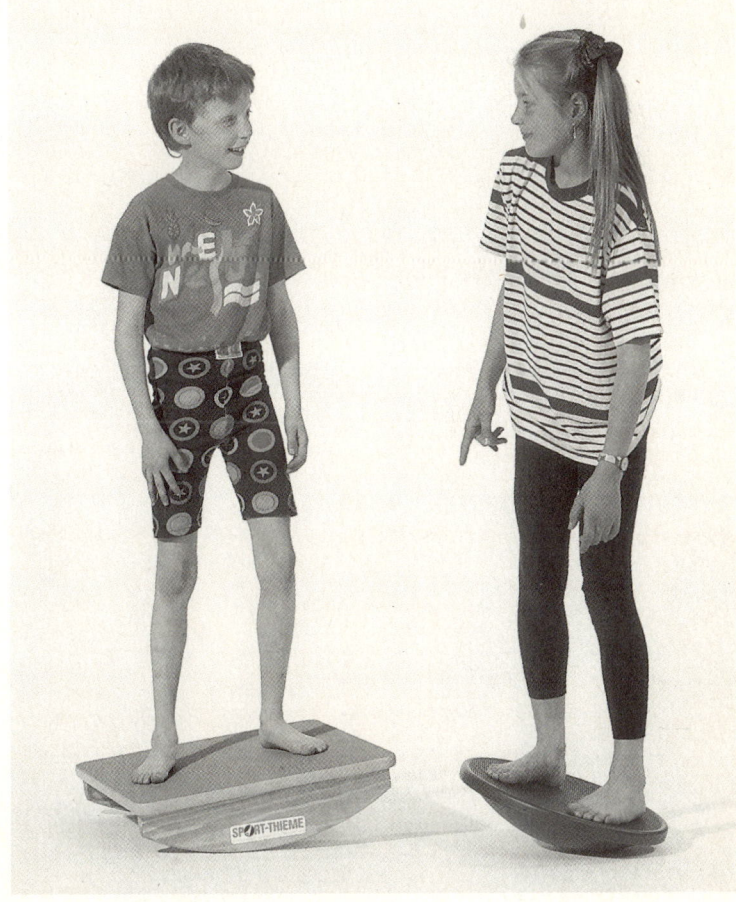

Gegenstände mit labiler Unterstützungsfläche wie Schaukelbrett und Therapie-kreisel sind ideal zur Gleichgewichtsschulung

Gleichgewichthalten auf beweglichen Geräten

Wer kann auf dem Pedalo, auf Rollschuhen oder dem Rollbrett usw.
sein Gleichgewicht halten?

*Bewegliche Geräte wie Rollbrett und Pedalo beanspruchen
in besonderem Maß die koordinativen Fähigkeiten*

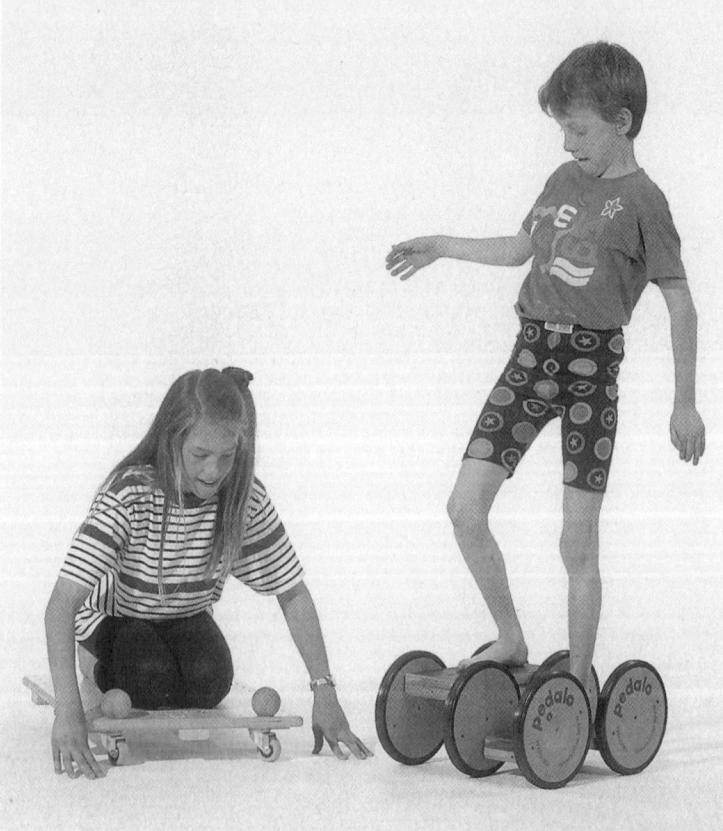

Hahnenkampf

Zwei Kinder hüpfen auf einem Bein, die Arme werden vor der Brust verschränkt. Die Kinder machen sich steif und versuchen, das andere Kind durch leichtes Anrempeln aus dem Gleichgewicht zu bringen (Rumpf gut stabilisieren)

➤ Die Kinder hüpfen und springen auf Gegenständen (Bouncer, Hipp-Hopp) oder auf Bodenmustern (Zahlenhopsen, Schnecke, Gummitwist).

«Wer bringt den anderen aus dem Gleichgewicht?»

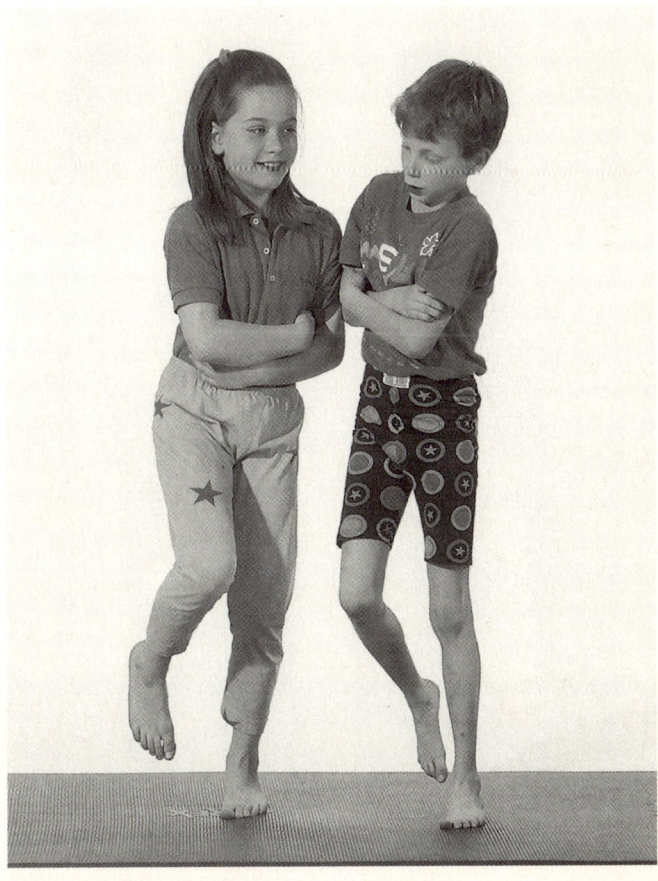

Die rollende Bank

Eine Langbank wird umgekehrt auf mehrere Gymnastikstä-
be gelagert. Ein Kind oder mehrere stehen auf der Schmal-
seite. Die Bank wird nun leicht durch Ziehen oder Schieben
in Bewegung gebracht. Kannst du auf der Bank stehen bleiben? Schaffst du es alleine, die Bank hin- und herzurollen?
Schaffst du es, auf der rollenden Bank zu balancieren?

Die rollende Bank

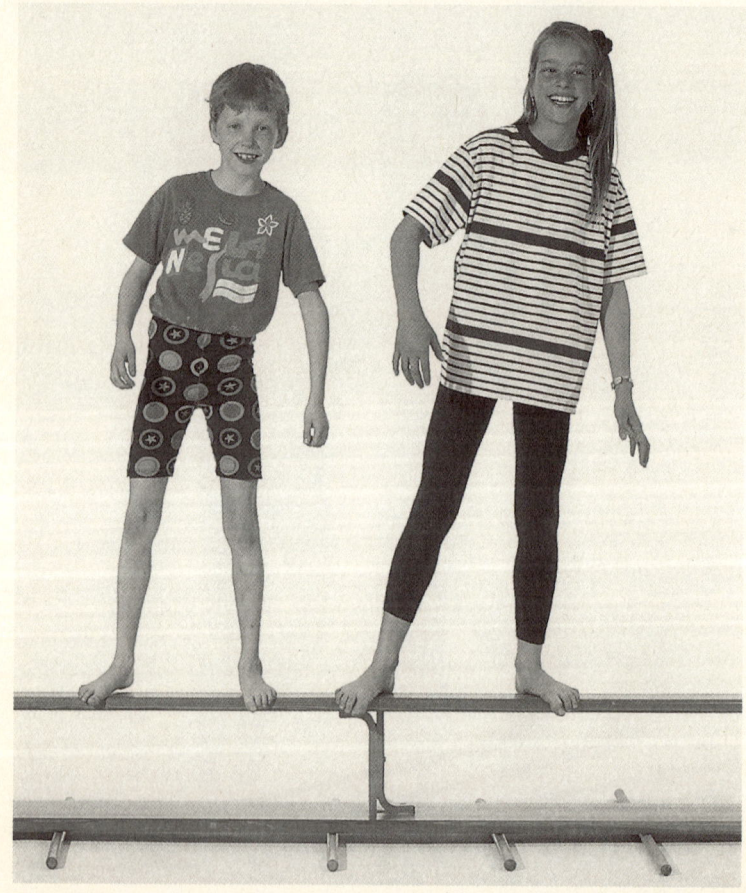

Balancieren

Die Kinder üben verschiedene Formen des Balancierens: vor-, rück- und seitwärts, im Vierfüßlergang; mit Tragen eines Gegenstandes, über Hindernisse, an anderen Kindern vorbei balancierend oder mit Zusatzaufgaben; auf unterschiedlichen Unterlagen (Seil, Baumstamm, Bank, umgekehrte oder schräge Bank, Schwebebalken)

Balancieren einer Papprolle

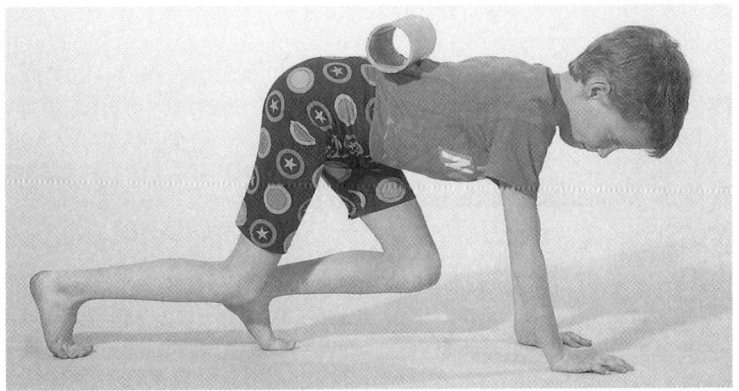

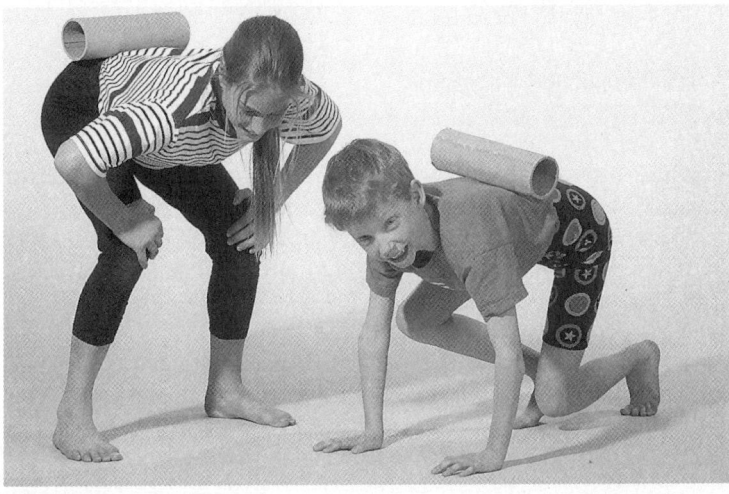

Schulung der Wahrnehmung (Körperwahrnehmung)

Eine gut funktionierende, leistungsfähige Wahrnehmung bildet zusammen mit den koordinativen Fähigkeiten die Grundlage für eine harmonische Entwicklung des Kindes und ist Voraussetzung für jede Bewegung und Haltung. Das Kind reagiert ständig auf innere oder äußere Reize, die es über die Sinnesorgane (Auge, Ohr, Tastsinn, Rezeptoren in Muskel, Sehnen und Gelenken, Gleichgewichtsorgan) wahrnimmt.

Die Wahrnehmung und Erfahrung des Körpers (Körpererfahrung) und des Raumes (Raumorientierung) sind wichtige Elemente der Rückenschule für Kinder. Hierbei erfühlt und empfindet das Kind den eigenen Körper, z. B. auftretende Muskelspannungen, lernt ihn durch Gespräche kennen und verstehen und erlebt ihn im Rahmen des psycho-sozialen Kontaktes mit anderen Kindern. Es erfährt die Lage des eigenen Körpers in bezug zum Raum (rechts/links, oben/unten, vorn/hinten, Mitte, Seite, neben, zwischen, usw.) oder in Orientierung an beweglichen Gegenständen oder Mitspielern.

Wie groß ist mein Körper?

Ein Kind liegt in Rückenlage, ein anderes Kind legt den Körperumriß mit einem Seil eng nach (oder zeichnet mit Kreide nach). Das liegende Kind hat die Aufgabe, sich einen Körperumriß vorzustellen. Anschließend steht das Kind auf und betrachtet sein Körperbild. Hast du dir dein Körperbild so vorgestellt?

Wahrnehmung der Wirbelsäule

In gestreckter Rückenlage die Augen schließen und spüren, wo die Wirbelsäule am Boden aufliegt und wo Hohlräume existieren. Im Anschluß dieses Gefühl überprüfen, indem mit einer Hand an bzw. unter die Wirbelsäule gefaßt wird. Anschließend die Beine anstellen und die neue Position mit der vorherigen Haltung vergleichen. Liegt der untere Bereich der Wirbelsäule nun stärker auf dem Boden?

Spiegelkontrolle

Die eigene Körperhaltung in verschiedenen Positionen im Spiegel kontrollieren. Dabei alle möglichen Haltungen ausprobieren. Wie fühlt sich die Haltung an?

Luftmatratze

Ein Kind stellt eine Luftmatratze mit verschiedenen Kammern (Arme, Beine, Schultern, Bauch, Po) dar. Das andere Kind bläst verschiedene Kammern auf und prüft, ob diese Kammern auch aufgeblasen (gespannt) sind. Wie fühlt sich die Spannung an? Zum Schluß wird die ganze Luftmatratze aufgeblasen. Hat sie vielleicht irgendwo ein Loch? (Abbildung Seite 29.)

Fußmassage mit dem Massage-Igel

Durch kleine Bewegungen auf dem Massage-Igel (Tennisball) wird der Fuß massiert. Durchwandere deine ganze Fußsohle. Verstärke auch einmal den Druck. Sollten im Fußgewölbe leichte Schmerzen auftreten, halte den Igel einen Moment an dieser Stelle, und lasse die Schmerzen wie durch einen Blitzableiter in den Boden abfließen. Nach der Übung beide Füße auf den Boden stellen und den massierten Fuß mit dem unmassierten Fuß vergleichen.

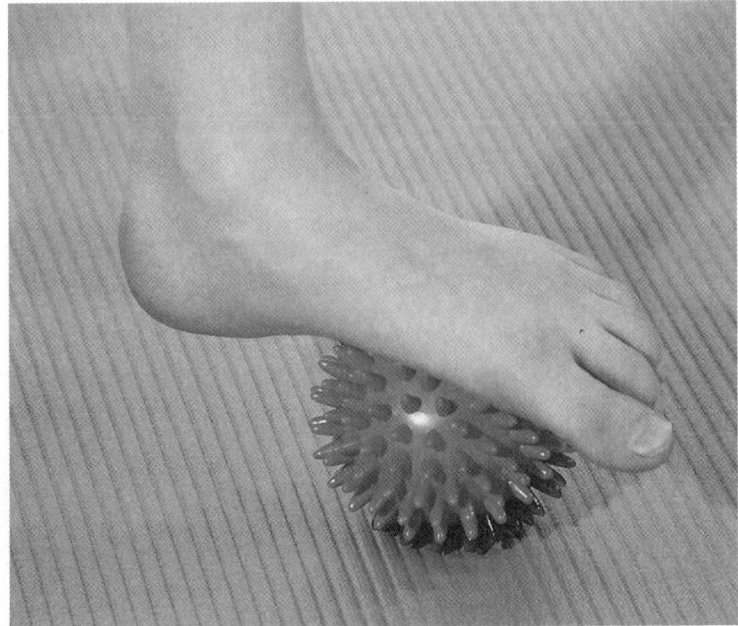

Die Fußmassage ermöglicht interessante Wahrnehmungen

Baum im Wind

In sicherem Stand hüftbreit stehen und die Augen schließen. Wie ein Baum im Wind beginnt jedes Kind sich hin und her zu wiegen. Dabei dreht der Wind, bläst aus verschiedenen Richtungen, wird zum Sturm, zum Orkan, ohne daß der Baum entwurzelt wird und sein Gleichgewicht verliert. Variation: Ein Kind spielt den Baum mit zwei Ästen (ausgestreckte Arme), das andere Kind stellt den Wind dar. Ein leichter Druck des Windes (mit der Hand) an einem Teil des Baumes, z.B. Arm, Schulter, Hüfte etc. bringt den Baum leicht aus dem Gleichgewicht, läßt ihn aber sofort in die ursprüngliche Position zurückkommen.

Sägewerk

Einige Baumstämme (Kinder stehen ganz steif mit ausgestreckten Armen) werden im Wald gefällt (Die Bäume langsam mit Hilfe anderer Kinder ablegen). Sie werden zum Weg gerollt. Dort werden sie auf einen Wagen gehoben oder zum Sägewerk getragen. Sie werden gestapelt (aufeinanderlegen)

Rückenschreibspiel

Paarweise zusammenfinden; ein Kind steht, sitzt oder liegt auf dem Bauch. Der Mitspieler schreibt nun mit seinem Zeigefinger Buchstaben, Zahlen oder Worte auf den Rücken z.B. des Liegenden. Dieser muß nun erfühlen und erkennen, um welche Zahl, welches Wort oder welchen Buchstaben es sich gehandelt hat. Kennt sich eine Gruppe sehr gut, kann das Schreibspiel mit den Namen der Kinder durchgeführt werden, z.B. schreibt ein Kind auf dem Rücken desjenigen Kindes weiter, dessen Names es auf dem eigenen Rücken erkannt hat.

Vier Jahreszeiten

Ein Kind stellt auf dem Rücken des anderen die vier Jahreszeiten dar. Es benutzt dazu nur die Hände: z.B. Schnee – sanftes Abtupfen mit den Fingern; Regen – stärkeres Prasseln mit den Fingern; Sonne – sanftes Ausstreichen von der WS nach außen; Sturm – stärkeres Abreiben mit den Handflächen, usw. Das andere Kind versucht, das Wetter zu erraten.

Spiegelbild

Zwei Kinder finden sich zusammen und stellen sich gegenüber. Ein Kind imitiert Alltagsbewegungen, das andere Kind versucht, pantomimisch diese Bewegungen synchron nachzuvollziehen. Im nächsten Durchgang werden Alltagsbewegungen rückenfreundlich durchgeführt.

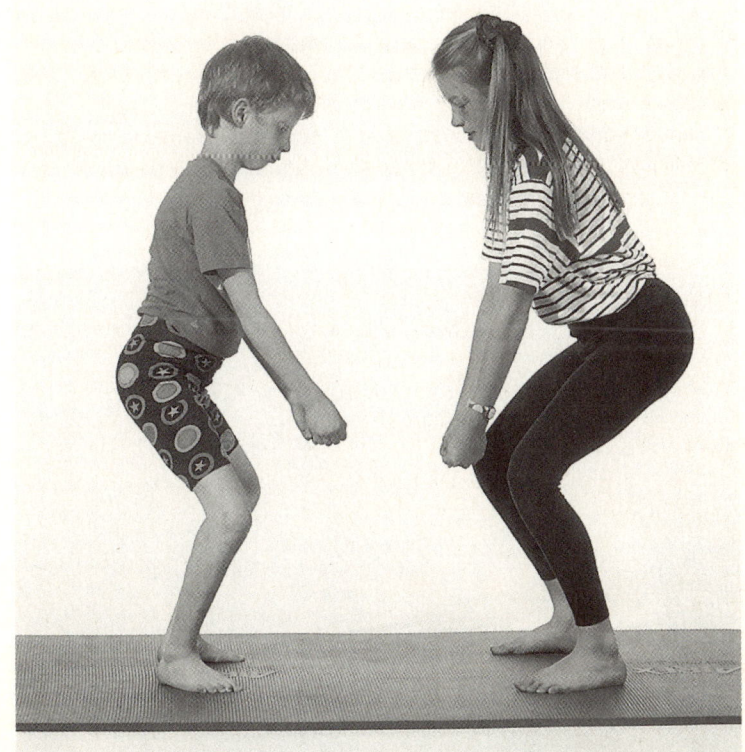

Neben einer spielerischen Durchführung rückenfreundlicher Verhaltensweisen ermöglicht das «Spiegelbild» eine einfache Lernkontrolle für Kinder und Eltern

Der Bildhauer

Der Bildhauer (ein Kind) modelliert aus einem Gipsblock (ein anderes Kind) eine Skulptur. Die Figur muß in 30 Sekunden fertig sein. Modellieren kann der Künstler, indem er verschiedene Körperteile «des Gipsblocks» in die jeweilige Endposition bringt. In dieser Position verharrt dann der Arm, das Bein usw. Im Anschluß wird erraten, was die Skulptur darstellt. Um die Phantasie anzuregen, kann ein Thema vorgegeben werden, z.B. Zoo, Sport, Ballett, rückenfreundliches Alltagsverhalten.

Steifer Mann

Fünf bis acht Kinder bilden eine Gruppe und stellen sich ganz eng im Kreis auf. Ein Kind begibt sich in die Mitte des Kreises, macht sich ganz steif und schließt die Augen. Die anderen Kinder reichen den «steifen Mann» langsam im Kreis herum. Es ist wichtig, daß der «steife Mann» vollkommenes Vertrauen zu seinen Mitspielern hat. Deshalb sollten möglichst viele Hände sichern und abstützen, die Kinder müssen also immer eng beisammen stehen.

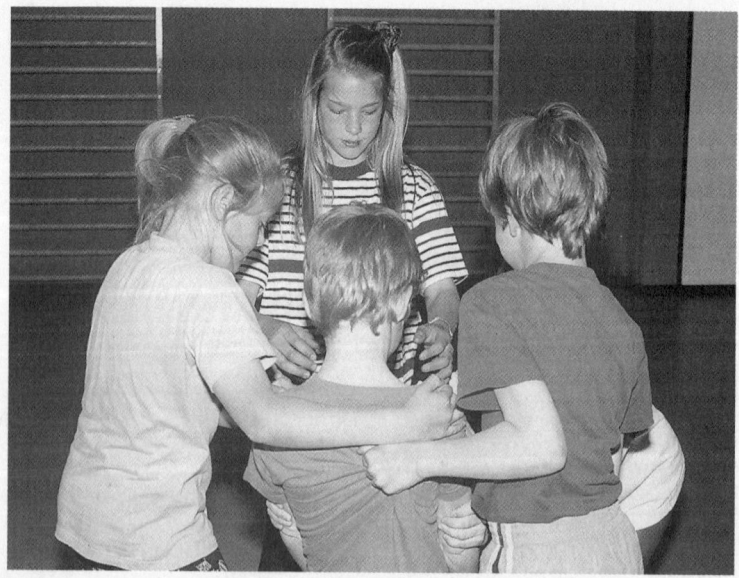

Der «Steife Mann» als sensitives Spiel in der Gruppe

Das Duplikat
Bei diesem Spiel sind wieder die Künstler am Werk. In Dreiergruppen
versucht dabei ein Künstler, nach einem «Modell» sein «Tonstück» zu
formen. Das Modell gibt dabei die Gestalt vor, der Künstler muß aus
seinem Tonstück ein möglichst getreues Duplikat modellieren. Da es
sich jedoch um einen blinden (!) Künstler handelt, kann er dies nur
durch Ertasten und Erfühlen schaffen. Welcher Künstler modelliert
das schönste Duplikat?

Blind führen
Paarweise zusammenfinden. Die Kinder stehen sich gegenüber und
legen die Handflächen aneinander. Ein Kind schließt die Augen und
geht langsam rückwärts. Das andere Kind dirigiert seinen Mitspieler
nun durch die Hände. Stärkerer Druck mit einer Hand bedeutet Drehen, stärkerer Druck mit beiden Händen bedeutet schnelleres Gehen,
sachter Druck bedeutet Stopp, leichtes Nachgeben Vorwärtsgehen.

Blinden-Parcours
Aus verschiedenen Gegenständen wie Bohnensäckchen, Seilen, Mat-
ten, Handtüchern etc. wird ein kleiner Parcours gebaut, die Gegenstände sind die Hindernisse. Zwei Spieler finden sich zusammen,
wobei ein Spieler einen Blinden mimt und seine Augen schließt. Der
andere Spieler muß seinen «Blinden» nur mit Worten durch diesen
Parcours führen. Geht der «Blinde» barfuß, soll er durch Abtasten mit
seinen Füßen erfühlen, um welches Hindernis es sich handelt.

Dehnung, Kräftigung und Mobilisation

Neben der Koordinationsschulung stellt die Muskeldehnung, Muskel-
kräftigung, Mobilisation und damit verbunden die Haltungsschulung
einen zweiten Schwerpunkt im funktionellen Teil dar. Bevor wir jedoch einzelne Übungen vorstellen, möchten wir die Eltern an einige
Bewegungen erinnern, die sie vermutlich aus ihrer Kinderzeit sehr gut
kennen: Klettern, Hängen, Schaukeln, Schwingen, Stützen, am Boden
oder über Hindernisse springen, Kriechen, Schlängeln und Robben.
Diese Ganzkörperbewegungen bieten dem Kind die besten Reize für
eine vielseitige und umfassende allgemeine Entwicklung des Bewe-

gungsapparates. Sie machen außerdem Spaß, bieten Verlockung, Abenteuer und Erlebnisse.

Bieten Sie Ihrem Kind also ausreichend Gelegenheit, sich in Kletterlandschaften (oder im Wald) auszutoben, sich an Sprossenwänden, Tauen, Ringen oder am Reck zu probieren oder sich mit einem Spielgefährten in harmlosen Zieh- oder Schiebkämpfen zu fordern.

Funktionelle Übungen erfordern aufgrund ihrer Zielsetzung eine exakte Ausführung. Leider vergessen wir «kopfgesteuerten» Erwachsenen immer wieder, daß gerade Kinder im Vorschul- und Grundschulalter häufig hierin Schwierigkeiten haben. Ein Verständnis für die funktionelle Gymnastik, die Einsicht in ihre Notwendigkeit, die Geduld und Konzentration zum intensiveren Arbeiten an ein und derselben Übung bringen meist erst Kinder im späten Schulkindalter mit. Das bedeutet, daß für jüngere Kinder die Übungen in erster Linie erlebnisorientiert und kindgerecht anzubieten sind.

Hinweise zu den Übungen

- Zehn Minuten tägliches Üben ist besser als einmal pro Woche eine Stunde.
- Lassen Sie die Kinder sich vor den eigentlichen Übungen immer einige Minuten aufwärmen.
- Alle Übungen sollten möglichst exakt ausgeführt und ruckartige Bewegungen vermieden werden.
- Bei den Übungen den Atem nicht anhalten (Preßatmung), sondern gleichmäßig weiteratmen.
- Ist eine Übung nur für eine Körperseite beschrieben, so ist sie immer auch für die andere durchzuführen.
- Die Übungen sind jeweils zwei- bis dreimal zu wiederholen. Die Anspannungsdauer bei den statischen (gehaltenen) Kräftigungsübungen beträgt ca. 5–10 Sekunden. Die Pausen zwischen den Übungen betragen etwa 15 Sekunden.
- Dehnungen sind in der entsprechenden Dehnstellung ca. 15–20 Sekunden lang zu halten. Die Dehnung sollte als angenehm empfunden werden. Bei der Dehnung nicht wippen oder mit Schwung üben.
- Die angegebenen Zeiten und Wiederholungszahlen sind Orientierungswerte – finden Sie das für Ihr Kind geeignete Maß, und erhöhen Sie die Belastung allmählich.

– Übermäßige Belastungen sind zu vermeiden, insbesondere in geschwächten oder vorgeschädigten Bewegungssegmenten – Schmerz ist immer die Grenze. Besprechen Sie im Zweifelsfall das Übungsprogramm mit Ihrem Arzt.

Übungen zur Dehnung und Mobilisation

Bein anziehen

Das Kind liegt in Rückenlage auf einem Tisch oder einem Bett. Das Steißbein befindet sich über dem Tischrand. Ein angewinkeltes Bein wird mit den Händen umfaßt und leicht zur Brust herangezogen. Das andere Bein hängt über den Tischrand herunter und bewirkt allein durch sein Gewicht schon eine Dehnung (Abb. unten). «Spürst du ein Ziehen an der Hüfte des herabhängenden Beines?» Die Eltern leisten bei dieser Übung Hilfestellung.

Übungsziel: Dehnung der Hüftbeugemuskulatur

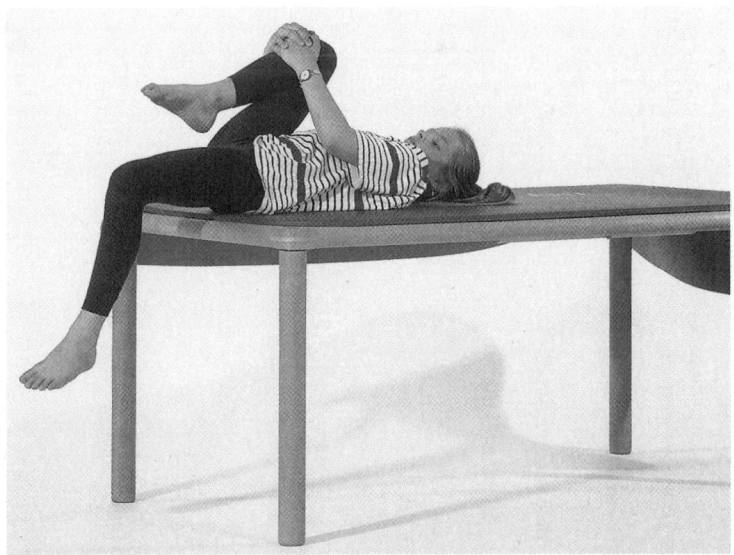

Hüftbeugerdehnung mit Tisch

Hüftbeugerdehnung mit Stuhl

In weiter Schrittstellung einen Fuß auf einen Stuhl stellen und mit den Händen auf dem Oberschenkel abstützen. Das Becken und beide Füße zeigen nach vorne. Die Bauchmuskulatur anspannen (um ein Ausweichen ins Hohlkreuz zu vermeiden) und das (aufgestellte) Knie zusammen mit der Hüfte nach vorne schieben, bis in der Hüftlendenmuskulatur (Seite des gestreckten Beines) ein Dehnreiz zu spüren ist .

Übungsziel: Dehnung der Hüftbeugemuskulatur (für spätes Schulkindalter)

Hüftbeugerdehnung mit Stuhl

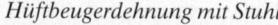

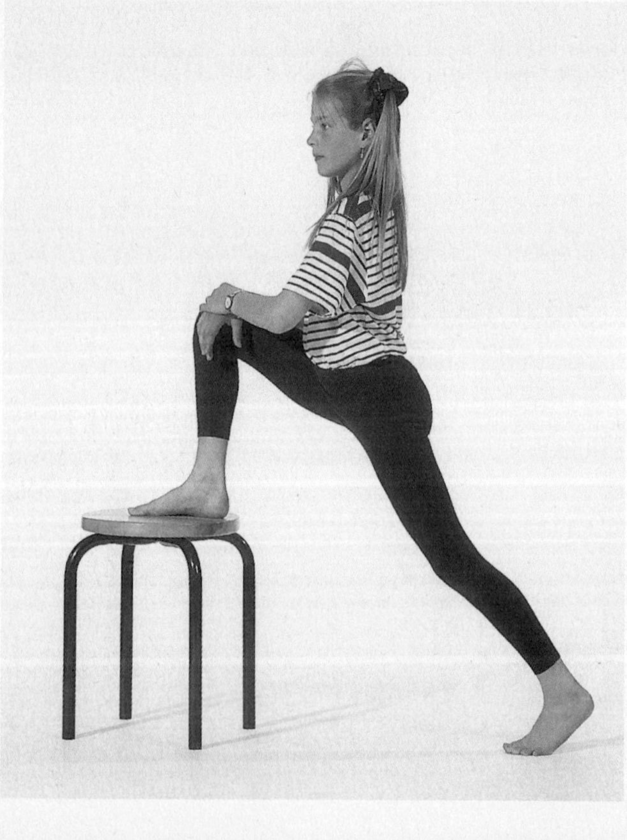

Wer kann das Bein strecken?
In der Rückenlage ein Bein anbeugen und den Oberschenkel mit den Händen umfassen. Langsam das Bein senkrecht nach oben strecken. «Spürst du einen Zug an der Rückseite deines nach oben gestreckten Beines?» Das andere Bein wird auf den Boden gedrückt.
Übungsziel: Dehnung der hinteren Oberschenkelmuskulatur (Kniebeuger)

Kniebeugerdehnung mit Stuhl
Im Stand ein Bein leicht gebeugt auf einen Stuhl legen und den Oberkörper aufrichten (das Becken nach vorne kippen). Der Fuß des Standbeines zeigt nach vorne. Nun langsam das aufgestellte Bein strecken. «Spürst du eine Dehnung an der Oberschenkelrückseite des aufgestellten Beines?» Zur Verstärkung der Dehnung kann der gerade Oberkörper nach vorne geneigt werden.
Übungsziel: Dehnung der hinteren Oberschenkelmuskulatur (für spätes Schulkindalter)

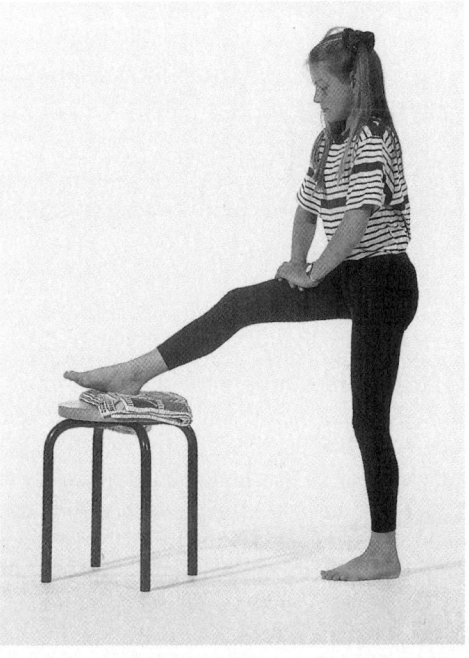

Kniebeugerdehnung
mit Stuhl

Bein nach hinten ziehen

In der Seitenlage das untere Bein anwinkeln. Der Oberkörper liegt auf der Seite und ist gerade. Den Fuß des oberen Beines umfassen und so weit zurückziehen, «bis du vorne am Oberschenkel ein Ziehen spürst».

Übungsziel: Dehnung der vorderen Oberschenkelmuskulatur (Kniestrecker)

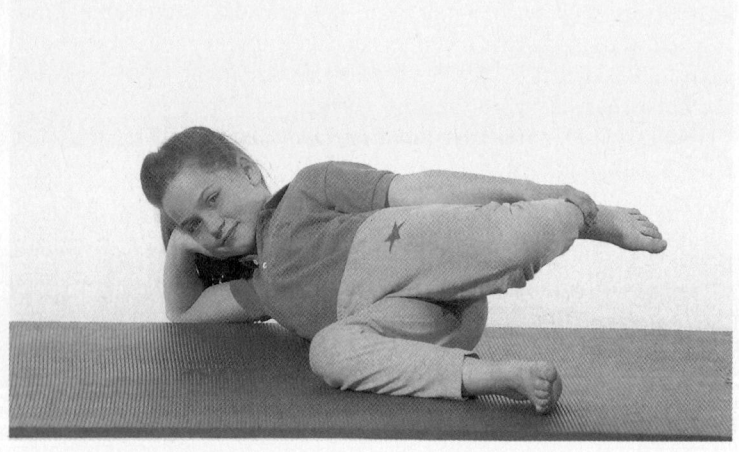

Kniestreckerdehnung am Boden

Kniestreckerdehnung mit Stuhl

Im Stand ein Knie auf einen Stuhl (mit Handtuch) auflegen und den anderen Fuß einen Schritt vor den Stuhl stellen. Den Fußrücken des aufgestützten Beines umfassen, das Standbein beugen und die Bauchmuskulatur anspannen. Nun den Fuß behutsam zum Gesäß heranziehen. «Spürst du eine Dehnung in der vorderen Oberschenkelmuskulatur des aufgestellten Beines?»

Übungsziel: Dehnung der vorderen Oberschenkelmuskulatur (für spätes Schulkindalter)

Umgedrehtes Päckchen
In Rückenlage die Beine anbeugen und mit den Händen die Knie zur
Brust ziehen. Das Kinn dabei leicht anziehen. «Fühlst du einen leich-
ten Zug in der unteren Rückenmuskulatur?»
Übungsziel: Dehnung der unteren Rückenmuskulatur

Kobra im Unterarmstütz
In der Bauchlage den Oberkörper auf den aufgestellten Unterarmen
aufstützen. Die Ellbogengelenke sind dabei unter den Schultergelen-
ken. Brustbein nach vorne in Richtung Boden schieben.
Übungsziel: Dehnung der Bauchmuskulatur

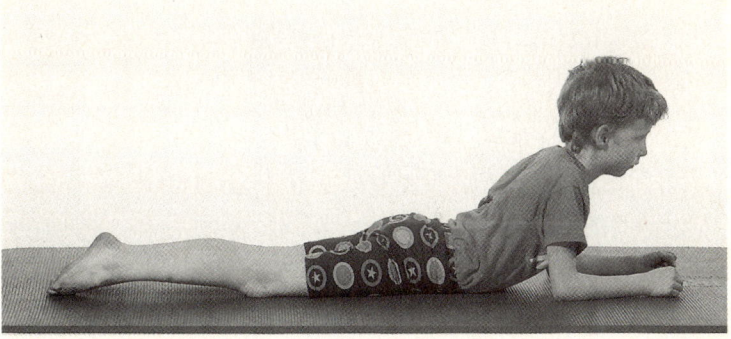

Dehnung der Bauchmuskulatur

Rutschhalte

In der Rutschhalte (Oberschenkel stehen senkrecht) die Arme etwas
mehr als schulterbreit öffnen. Das Gewicht des Oberkörpers ruht auf
den Unterarmen. Das Brustbein wird möglichst nahe zum Boden gebracht. «Versuche, mit der Brust den Boden zu erreichen.»

Übungsziel: Dehnung der Brustmuskulatur, Streckung der Schul-
tergelenke und der Wirbelsäule

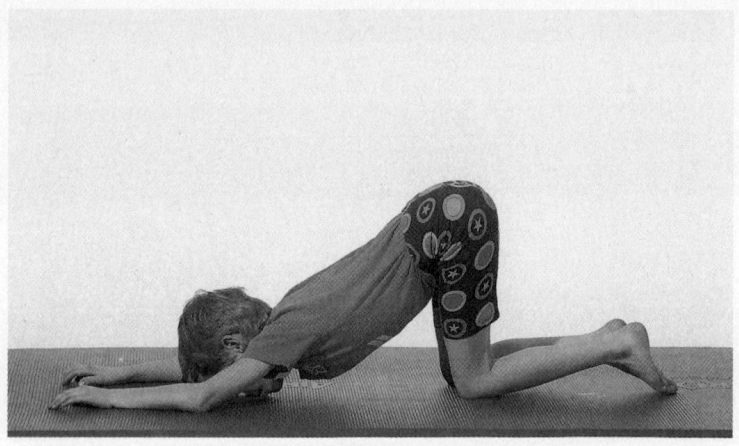

Rutschhalte

Dehnung in Seitenlage

In Seitenlage das obere Bein anwinkeln (das untere Bein ist gestreckt) und mit der unteren Hand am Boden festhalten. Nun behutsam die obere Schulter zusammen mit dem oberen Arm zur Gegenseite drehen. «Spürst du eine Dehnung in der Brustmuskulatur des gestreckten Armes?»

Übungsziel: Dehnung der Brustmuskulatur, Mobilisation der Wirbelsäule

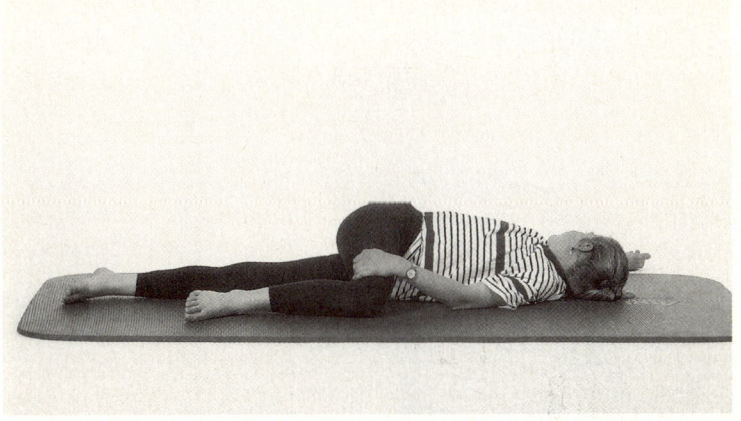

Drehdehnlagerung

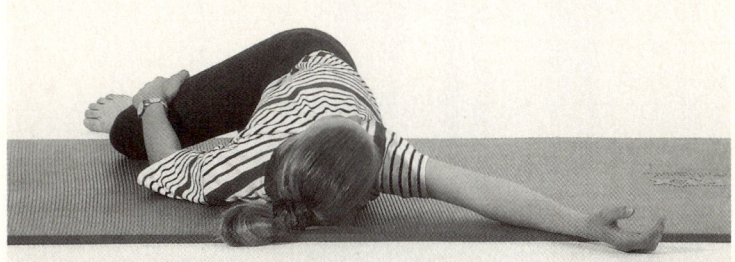

Seitneigen

Im Sitz oder Stand mit der linken Hand über den Kopf an das rechte Ohr fassen. Den Kopf leicht nach links zur Seite neigen und mit der Hand dort festhalten, der Blick bleibt geradeaus. Die rechte Hand und rechte Schulter nun nach unten schieben. «Spürst du ein Ziehen an der rechten Halsseite?» Nicht am Kopf ziehen!

Übungsziel: Dehnung der Halsmuskulatur

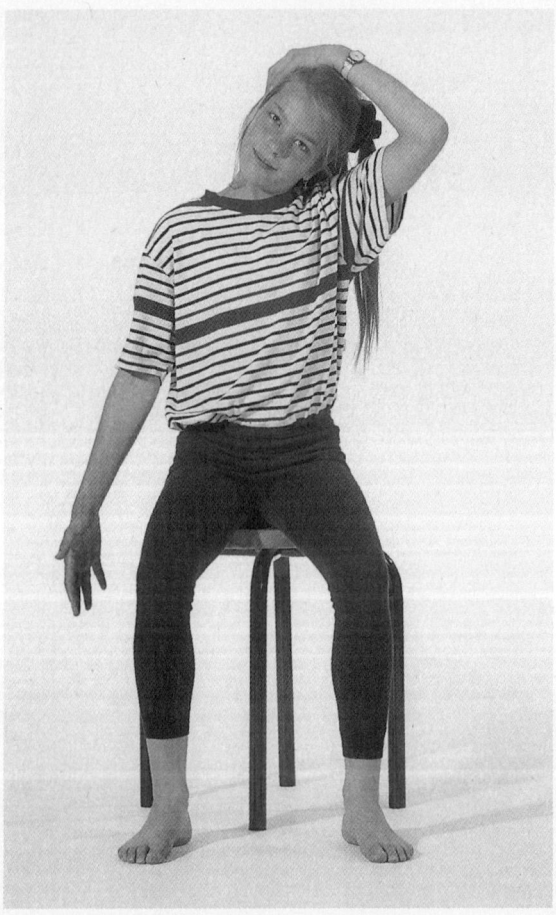

Seitneigen des Kopfes

Beckenkippung im Vierfüßlerstand

Ein Bohnensäckchen auf den Rücken legen. Auf allen vieren gehen, ohne daß das Säckchen herunterfällt. In Bankstellung das Säckchen nun nach oben drücken (Katzenbuckel) und dabei hörbar ausatmen. Beim Einatmen den Rücken wieder einsinken lassen (Pferderücken). Die Übung kann ohne Säckchen auch gut im Stehen an der Wand durchgeführt werden.

Übungsziel: Wahrnehmung der Beckenkippung, Beweglichmachung der WS

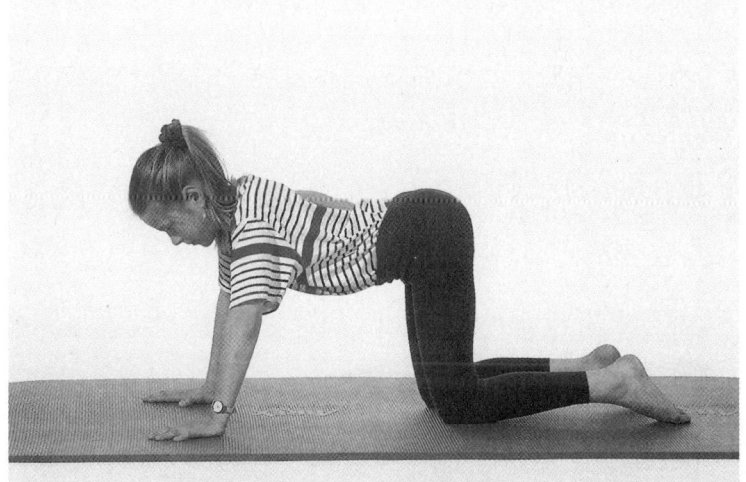

Pferderücken – Katzenbuckel

Mobilisation der Brustwirbelsäule

In der Rückenlage das rechte Bein anwinkeln und den linken Fuß auf das rechte Knie aufstellen. Eine Rolle oder ein fest zusammengerolltes Handtuch quer unter den Rücken in Höhe des Brustbeines legen. Die Arme hinter dem Kopf verschränken und langsam die Schulter zum Boden hin ablegen. Diese Übung eignet sich für Kinder mit ausgeprägtem Rundrücken. Nicht bei Flachrücken durchführen.

Übungsziel: Beweglichmachung der Wirbelsäule

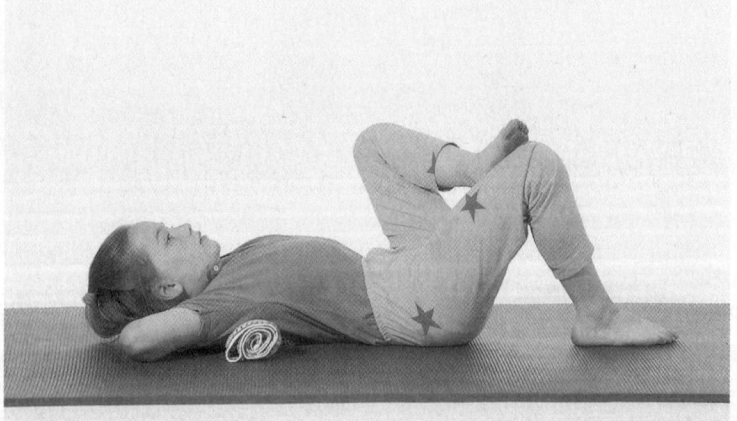

Mobilisation der Brustwirbelsäule

Übungen zur Kräftigung

Wahrnehmung der Bauchspannung

In der Rückenlage ein Bohnensäckchen unter den «Hohlraum» im Rücken (LWS) legen, die Beine leicht anwinkeln, die Fußsohlen stehen auf dem Boden. Nun fest das Säckchen gegen den Boden pressen. «Ist das Säckchen fest eingeklemmt, und kannst du dabei noch sprechen? Fühlt sich dein Bauch hart an?» Anschließend beide Hände rechts, bzw. links neben die Wirbelsäule in Kreuz legen und dieselbe Übung ausführen. «Spürst du, wie die Wirbelsäule auf die Hände drückt?»

Als Wettspiel: Ein Handtuch unter die LWS legen und versuchen, das Handtuch festzuhalten, während ein anderes Kind versucht, das Handtuch herauszuziehen.

Übungsziel: Wahrnehmung der Bauchspannung, Kräftigung

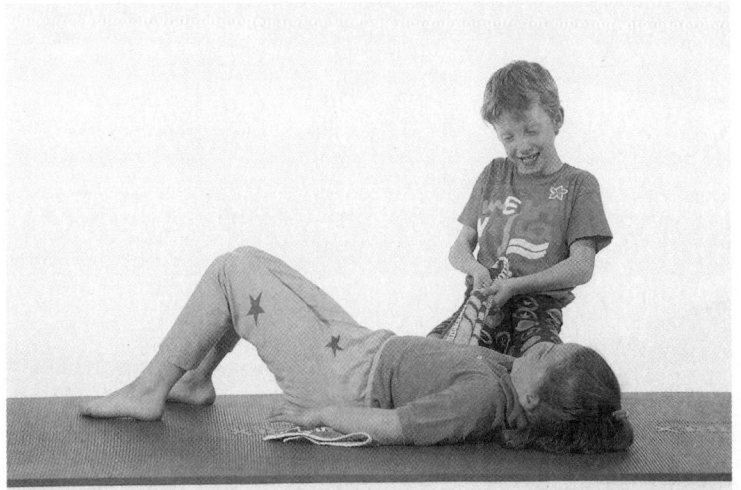

Spielerische Kräftigung der Bauchmuskulatur

Stehaufmännchen mit Säckchen

In Rückenlage werden die angewinkelten Beine auf eine Bank aufgelegt, an eine Wand gestellt oder frei gehalten. Ein Säckchen wird nun abwechselnd nach vorne auf die Knie gelegt bzw. wieder heruntergeholt. Der Oberkörper wird dabei langsam aufgerichtet («Fühlst du die Spannung in deinem Bauch?») und nach dem Ablegen wieder abgesenkt.

Anschließend wird das Säckchen schräg nach oben auf das rechte und linke Knie gelegt. Etwa sechs- bis zehnmal wiederholen. Durch leichte Unterlagerung der LWS (Handtuch, Lendenkissen) bleibt beim Üben die physiologische Krümmung der LWS (Lendenlordose) erhalten.

Übungsziel: Kräftigung der geraden und schrägen Bauchmuskulatur

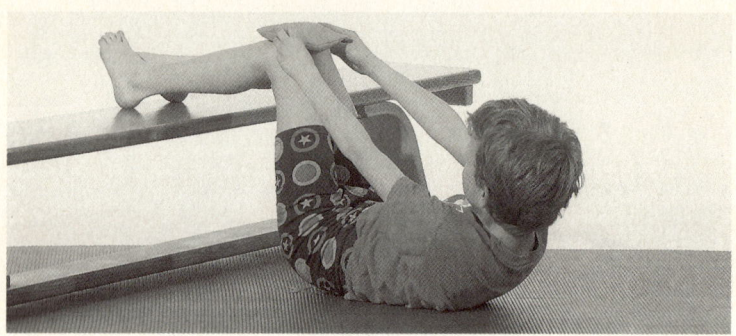

Bauchmuskelübungen mit dem Bohnensäckchen

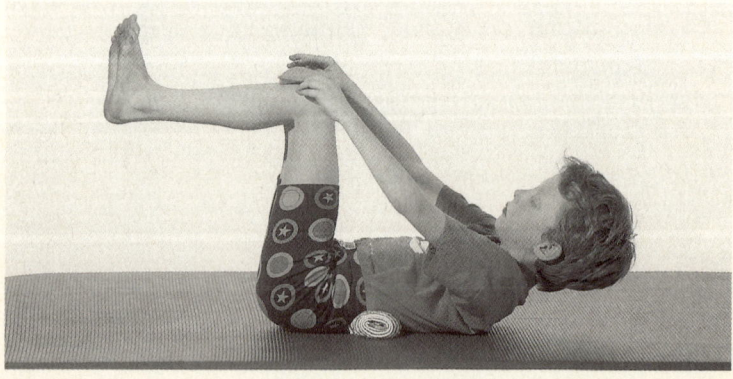

Achterkreisen
Die Beine nacheinander anwinkeln (ggf. Lendenkissen unter LWS),
den Oberkörper (Schultern) leicht anheben und das Säckchen ca.
sechs- bis zehnmal in Achterkreisen durch die Beine geben.
Übungsziel: Kräftigung der schrägen Bauchmuskulatur

Schaufensterpuppe
Ein Kind liegt in Rückenlage mit angewinkelten Beinen, das andere
modelliert aus der «Puppe» eine Figur.
Übungsziel: Kräftigung der Bauchmuskulatur

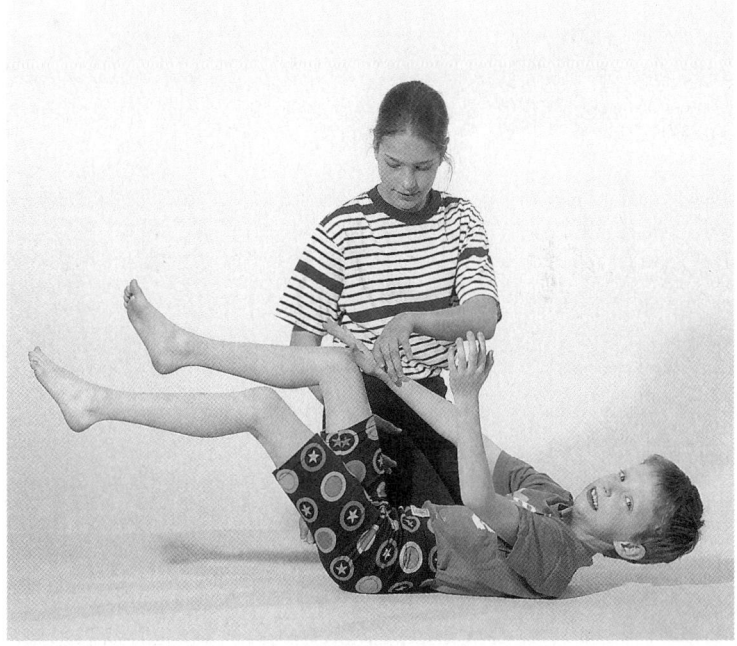

Schaufensterpuppe
In einer Variation liegt das Kind auf dem Rücken
und strampelt wie ein «Maikäfer» mit den Händen
und den Füßen

Crunch

Die angewinkelten Beine auf einen Hocker legen, an die Wand stellen oder frei halten. Langsam den Oberkörper anheben, bis die Schultern frei sind. Die Hände ziehen zu den Knien.

Variation: Die Hände neben die Wirbelsäule im Bereich der Lendenwirbelsäule (auch Lendenkissen möglich) legen. Damit bleibt beim Üben die physiologische Lendenlordose erhalten. Nun den Kopf und den Oberkörper Wirbel für Wirbel anheben, bis die Schulterblätter frei sind.

Übungsziel: Kräftigung der (geraden) Bauchmuskulatur (für spätes Schulkindalter)

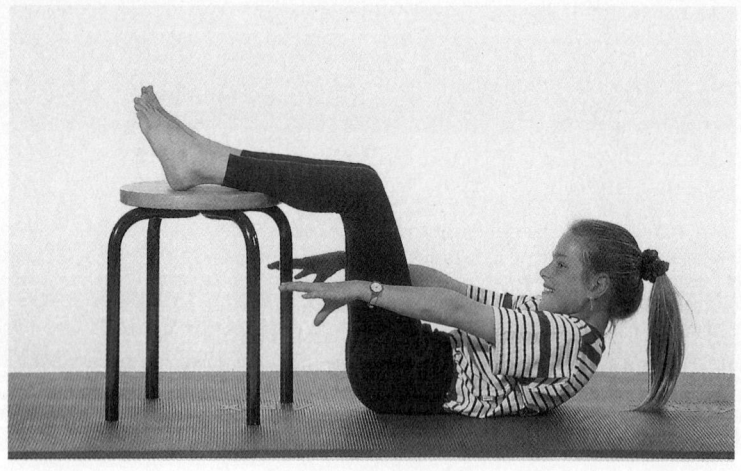

Crunch

Hand-Knie-Drücken

In der Rückenlage (ggf. mit unterlegtem Lendenkissen oder Handtuch) die Beine 90° anwinkeln und frei halten. Nun mit einer Hand diagonal an das andere Knie drücken. Das Knie darf sich nicht von der Stelle bewegen.

Übungsziel: Kräftigung der schrägen Bauchmuskulatur (für spätes Schulkindalter)

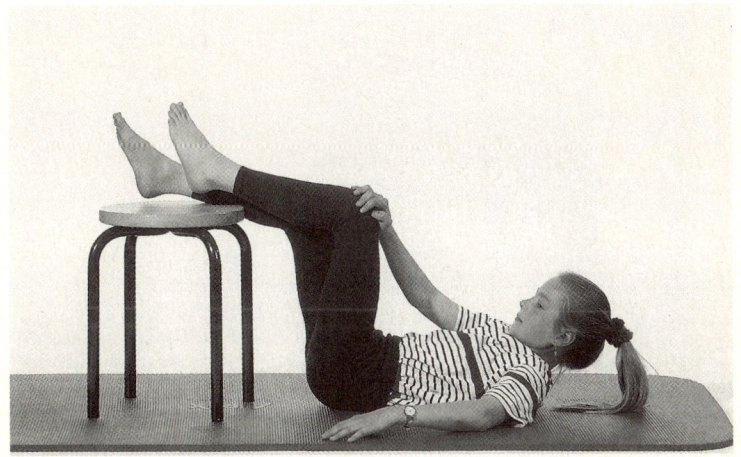

Hand-Knie-Drücken

Diagonale Vierfüßlerübung

Im Vierfüßlerstand diagonal ein Bein und einen Arm strecken, bis Arm, Kopf, Rücken und Bein eine Linie bilden. Zur Kontrolle wird ein Stab auf den Rücken gelegt. Durch leichtes Anspannen der Bauchmuskulatur wird der Rücken gerade gehalten.

Übungsziel: Kräftigung der Rückenmuskulatur

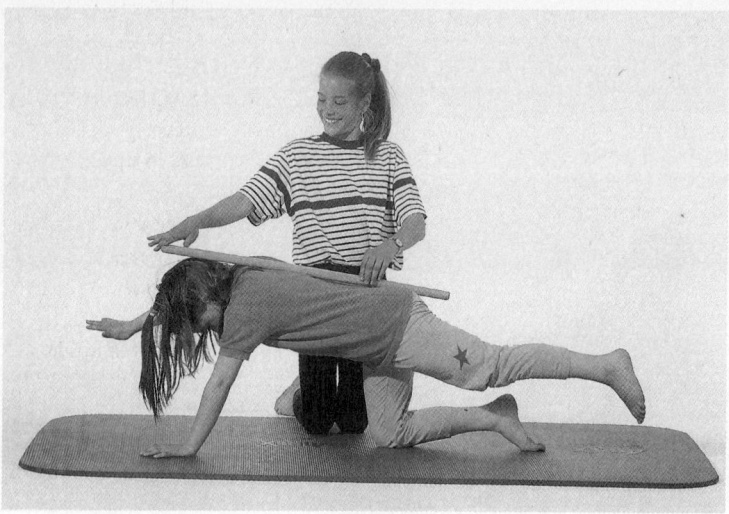

Diagonale Vierfüßlerübung

50-m-Kraulen

In Bauchlage Po und Bauch anspannen und mit den Armen wechselseitig dicht am Körper entlang über dem Boden ca. zehnmal vor- und zurück kraulen. Der Kopf wird nur leicht angehoben (Nasenspitze bleibt am Boden).

Übungsziel: Kräftigung der Rückenmuskulatur und Schulterblattfixatoren

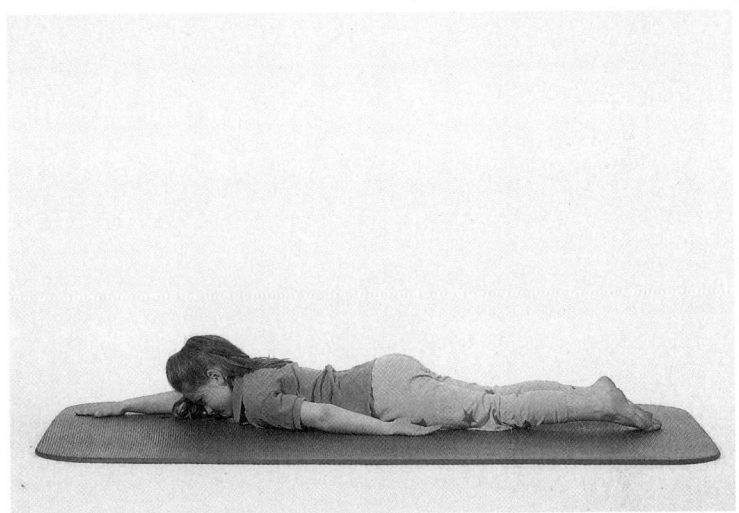

50-m-Kraulen

Ball rollen und Säckchen übergeben

In der Bauchlage Po und Bauch anspannen und einen Ball von weit außen mit gestreckten Armen von einer Seite zur anderen Seit hin- und herrollen.

In einer anderen Übung wird ein Bohnensäckchen abwechselnd vor dem Körper und hinter dem Rücken von einer Hand in die andere Hand übergeben. Diese Übung läßt sich auch schön mit Partner ausführen. Beide liegen sich mit ausgebreiteten Armen gegenüber und lassen ein Bohnensäckchen (Waschlappen) in Form einer liegenden 8 um die Körper kreisen, d. h., übergeben sich selbst das Säckchen hinter dem Rücken und dem Partner vor dem Kopf.

Übungsziel: Kräftigung der Rückenmuskulatur

Blätter fischen

Im Fersensitz den Oberkörper mit gestreckten Armen am Boden ablegen, die Stirn ist am Boden aufgelegt. Das Gesäß etwas nach vorne schieben bis die Wirbelsäule etwa eine Linie bildet (Stabkontrolle). Wechselweise einen Arm anheben, ohne die Ausgangsstellung zu verändern (z. B. das Becken zu drehen, das Gesäß zu heben).

Übungsziel: Kräftigung der Rückenmuskulatur

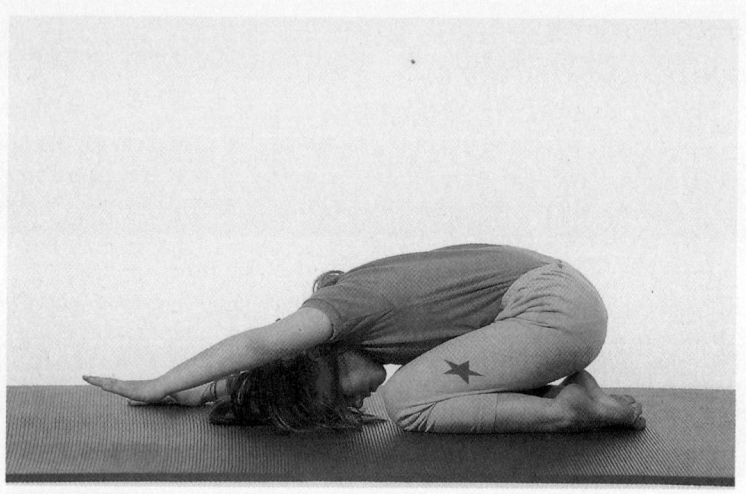

Blätter fischen

Schräge Brücke
In der Rückenlage die Beine anwinkeln und ein Bohnensäckchen auf
den Bauch legen. Langsam das Gesäß und den Bauch anheben, bis der
Körper eine Linie bildet. Anschließend noch ein Bein wegstrecken,
das Säckchen muß aber auf dem Bauch liegenbleiben.
    Übungsziel: Kräftigung der Gesäßmuskulatur

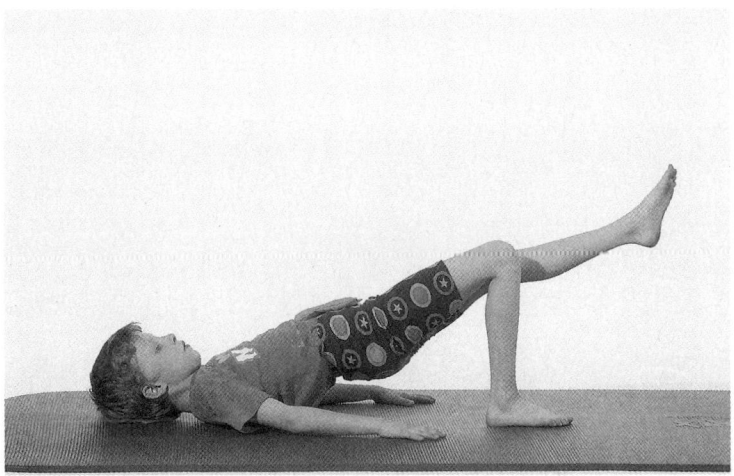

Schräge Brücke

Hundehütte

Ein Kind stützt sich im Vierfüßlerstand auf die Unterarme und stellt die Zehen auf. Nun wird der Bauch leicht angespannt («Stell dir vor, jemand will dagegenboxen») und die Knie angehoben. Ein anderes Kind kriecht unter dem Bauch hindurch.

Ältere Schulkinder führen die Stützübung alleine durch und heben die Knie nur wenige Zentimeter vom Boden ab.

Übungsziel: Ganzkörperkräftigung

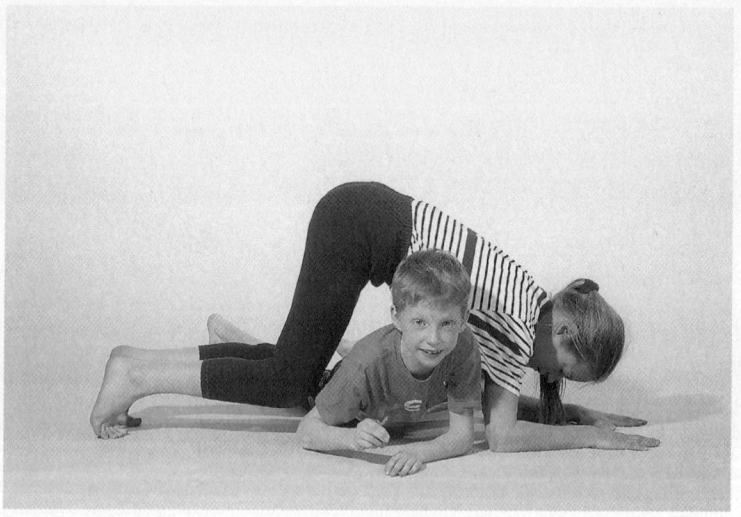

Hundehütte

Wer hält die Stellung?

Paarweise etwa zwei Armlängen entfernt gegenüberstellen, die Hände falten und aneinander legen. Nun drücken die Partner leicht gegeneinander, versuchen den geraden Stand beizubehalten und das Becken nicht zu drehen. «Welches Paar kann trotz Drücken die Ausgangsstellung halten?» Nach dem Seitenwechsel die gefalteten Hände übereinanderlegen und gegeneinanderdrücken.

Variation: Den Partner an einer Hand drücken, an der anderen Hand gleichzeitig ziehen. Dieser muß versuchen, seine Stellung beizubehalten.

Übungsziel: Ganzkörperkräftigung, bei erster Übung insbesondere rotatorisch wirkende Muskulatur

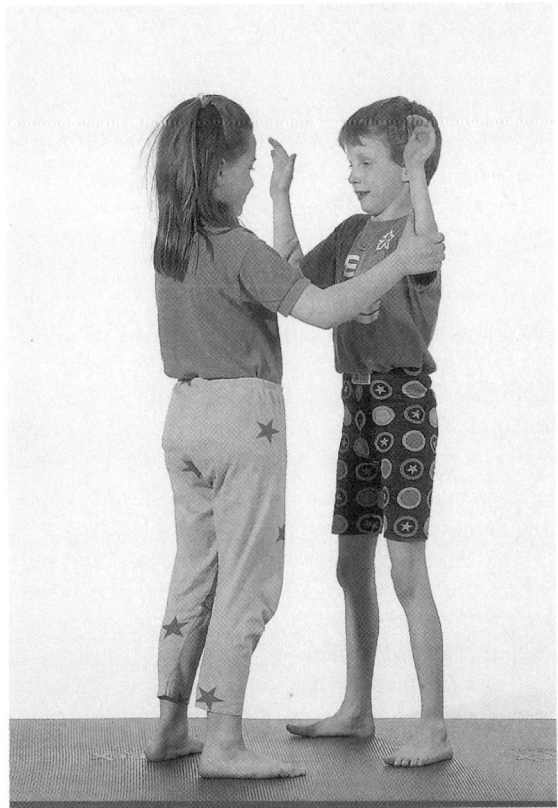

Stabilisations-übung «Wer hält die Stellung?»

Fitneß-Olympiade (Fitneß-Zirkel)

Übungen werden von Kindern häufig als langweilig empfunden, wenn der Anreiz fehlt oder wenn sie die Übungen schon können. Bewegungen, die zwar sehr funktionell, aber für den Übenden recht stupide sind, werden schnell langweilig. Das Motiv «Gesundheit», das bei den Kindern ohnehin kaum vorhanden ist, reicht zum täglichen Training nicht aus. Deshalb werden die Übungen in Spiele verpackt oder können als Fitneß-Olympiade angeboten werden. Sie haben so auch zu Hause die Möglichkeit, ohne großen organisatorischen Aufwand, ein kompaktes Übungs- und Trainingsprogramm für Ihr Kind in 10–15 Minuten durchzuführen.

Sollten Sie mit Ihrem Kind zusammen aus den oben genannten Übungen ein individuelles Programm zusammenstellen wollen, beachten Sie bitte folgende Punkte:

– Beanspruchen Sie nicht an zwei aufeinanderfolgenden Stationen die gleichen Muskelgruppen.
– Benutzen Sie einfache Übungen und solche, die Ihrem Kind Spaß machen.
– Die Übungs- und Pausendauer beträgt ca. 20–30 Sekunden.
– Lassen Sie die Muskeln nach der Übung kurz auslockern.
– Sagen Sie Übungsbeginn und -ende deutlich an.
– Die Übungsausführung sollte auch im Zirkeltraining möglichst korrekt sein. Ein Beispiel:

Station 1: Crunch
Ziel: Kräftigung der geraden und schrägen Bauchmuskulatur

– Rückenlage, Beine angewinkelt auf einem Kasten (Bank), LWS ggf. mit Lendenkissen unterlagern
– Kopf anheben, Oberkörper aufrichten und mit den Händen die Knie berühren (zwischen den Beinen, rechts davon, links davon)

Station 2: 50-m-Kraulen
Ziel: Kräftigung der Rückenmuskulatur und Schulterblattfixatoren

– Bauchlage, Po und Bauch anspannen
– mit den Armen wechselseitig dicht am Körper entlang über dem Boden vor und zurück kraulen

Station 3: Schräge Brücke
Ziel: Kräftigung der Gesäßmuskulatur

- Rückenlage, Beine anwinkeln
- Gesäß und Bauch anheben, bis der Körper eine Linie bildet
- Bohnensäckchen um den Körper kreisen lassen

Station 4: Hundehütte
Ziel: Ganzkörperkräftigung

- Vierfüßlerstand, Unterarmstütz, Zehen aufstellen,
- Bauch anspannen und Knie einige Zentimeter anheben

Station 5: Wer kann das Bein strecken?
Ziel: Dehnung der hinteren Oberschenkelmuskulatur

- Rückenlage, ein Bein anbeugen, Oberschenkel mit den Händen umfassen
- Bein senkrecht nach oben strecken, das andere Bein auf den Boden drücken, anschließend Beinwechsel

Station 6: Bein nach hinten ziehen
Ziel: Dehnung der vorderen Oberschenkelmuskulatur

- Seitenlage, unteres Bein zum Bauch heranziehen. Der Oberkörper liegt auf der Seite und ist gerade
- Fuß des oberen Beines umfassen und zurückziehen, anschließend Beinwechsel

Station 7: Bein hängen lassen
Ziel: Dehnung der Hüftbeugemuskulatur

- Rückenlage auf dem Tisch (Steißbein über Tischrand), ein Knie mit den Händen umfassen und an den Rumpf heranziehen
- anderes Bein hängen lassen, anschließend Beinwechsel

Station 8: Dehnung in Seitenlage
Ziel: Dehnung der Brustmuskulatur, Mobilisation der Wirbelsäule

- Seitenlage, oberes Bein anwinkeln und mit der unteren Hand am Boden festhalten
- Obere Schulter und oberen Arm zur Gegenseite drehen, anschließend Seitenwechsel

Entspannungsübungen – Entspannungsmethoden

Mit dem Wort «Entspannung» können Kinder in der Regel noch recht wenig anfangen. Sie verstehen darunter eher Ausruhen. Es ist für den Erwachsenen vielleicht überraschend oder interessant, wie dankbar auch sechsjährige Kinder diese Ausruhphasen annehmen und wie wohl sie sich dabei fühlen.

Was ist bei der Entspannung zu beachten?

Dauer und Häufigkeit der Entspannung?
Zur Einführung eignen sich Entspannungsphasen mit einer Dauer von etwa 8–12 Minuten. Mit dem anschließenden Gespräch sollte man somit insgesamt etwa 15 Minuten einplanen. Phasen des Ausruhens werden von den Kindern nach einer vorherigen Aktivierung oder einer psychischen Beanspruchung, z.B. einer intensiven Lerneinheit in der Schule, sehr dankbar aufgenommen und dann besonders intensiv erlebt.

Wir empfehlen ein regelmäßiges Üben, zu Hause beispielsweise in der Mittagszeit oder nach der Kissenschlacht vor dem Einschlafen. Ihre präventive Wirkung entfalten Entspannungsmethoden erst dann, wenn sie zum selbstverständlichen Bestandteil des Tagesablaufes gehören und durch längeres Üben automatisiert sind, um dann auch in Streßsituationen, z.B. Prüfungen, Klassenarbeiten, Wettkämpfen etc. bewußt eingesetzt werden zu können.

Wie sieht eine geeignete Übungssituation aus?
Das Erlernen von Methoden und das Erfahren der dabei auftretenden Empfindungen erfordert die ganze Aufmerksamkeit des Kindes. Dafür ist eine angenehme Übungsatmosphäre herzustellen. Geeignet ist ein ruhiger, leicht abgedunkelter, gutgelüfteter und wohltemperierter Raum, in dem sich alle wohl fühlen. Mögliche Störungen von anderen Familienmitgliedern kann man z.B. durch ein Türschild zuvorkommen oder indem alle an der Entspannung teilnehmen. Als Unterlage eignen sich Fellmatten, Decken und Handtücher, auf denen man nicht zu hart und unbequem liegt, aber auch nicht einsinkt. Die Kleidung sollte bequem sein und nicht drücken. Die Schuhe sollten geöffnet oder ganz ausgezogen werden. Es ist auch günstig, Brillen,

Schmuck und Uhren abzulegen. Wer leicht friert, kann sich auch unter eine Decke kuscheln.

Welche Haltungen sind entspannend?
Das hängt sehr stark von der Situation ab. Die Rückenlage hat den Vorteil, daß die Haltemuskulatur entlastet ist und die Atmung frei und ruhig ablaufen kann. Die Arme liegen locker neben dem Körper. Auf Wunsch können kleine Kissen den Nacken oder die Knie (Stufenlagerung) unterstützen. Zu Hause oder in der Turnhalle ist die Rückenlage erste Wahl. Im Klassenzimmer wird die Rückenlage schon schwieriger. Hier eignet sich der nach vorn gebeugte Sitz mit auf dem Tisch aufgelegten Armen (Stirn auf den Händen) oder der sogenannte «Droschkenkutschersitz».

Diesen beobachtete der Vater des autogenen Trainings, Johannes Heinrich Schultz, bei den Wiener Droschkenkutschern, die sich in ihrer Sitzposition sehr gut entspannen konnten. Der Körper sinkt aus dem aufrechten Sitz mit einer Ausatembewegung senkrecht in sich zusammen. Die Arme liegen locker auf den Oberschenkeln. Es wird Sie vielleicht verwundern, aber auch im Stehen ist eine Entspannung gut möglich. Das bewußte Lenken der Aufmerksamkeit auf den Stand erhöht die Standfestigkeit, und der Körper pendelt in kleinen Bewegungen um das Körperlot.

Wie wird man wieder fit – Zurücknehmen
Nach der Entspannungseinheit sollte man auf sein normales Aktivitätsniveau zurückschalten. Eine Ausnahme bildet die Entspannung direkt vor dem Schlafengehen. Eine Rücknahme ist durch intensives Strecken und Räkeln möglich, ähnlich dem morgendlichen Erwachen, oder durch die drei Schritte: «Arme fest» (Fäuste ballen und lösen), «Atem tief» (einmal kräftig einatmen) und «Augen auf» (bewußtes Öffnen der Augen). Um nicht gleich zuviel aufgetankte Energie wieder zu verschleißen, sollte eine kurze Phase der Besinnung oder des Abklingens folgen. Ein Abklopfen des Körpers erfrischt und aktiviert den Körper.

Wie schaltet man von der Hetze des Tages auf Entspannung um?
Umschalten bedeutet nicht Abschalten, denn Entspannung ist kein passiver Vorgang, wie man vielleicht meinen möchte.
Nachdem wir eine entsprechende Entspannungshaltung eingenom-

men haben, können wir uns folgendes sagen, um den Einstieg zu erleichtern:

«… Suche dir eine bequeme Lage, in der du dich wohl fühlst. Schließe deine Augen, um die Aufmerksamkeit besser auf dich lenken zu können. Du nimmst dir einige Minuten Zeit, in der nur du wichtig bist, und richtest deine Gedanken ganz nach innen …»

Wie leiten Eltern eine Entspannung an?

Gehen Sie ans Werk, so wie Sie sind. Eine übertriebene suggestive, einschläfernde Stimme nützt weder Ihnen noch Ihren Kindern, noch der Methode, die Sie mit Ihren Kindern ausprobieren. Bei den Verfahren geht es um die Anwendung bzw. Vermittlung einer Technik. Sie brauchen sich also nicht verstellen.

Sie werden vielleicht auch Anfangsschwierigkeiten kennenlernen, mit denen man als «Entspannungs-Neuling» manchmal zu kämpfen hat, z. B. daß man die «Schwere», «Wärme», usw. gar nicht spürt, daß einen die Gedanken nicht loslassen oder daß man einschläft. Setzen Sie sich und Ihre Kinder dann nicht unter Leistungsdruck. Probieren Sie die Übungen ruhig noch einige Male, lassen Sie Ihre Gedanken wie Wolken einfach an Ihnen vorbeiziehen, oder verkürzen Sie die Entspannungspausen.

Leiten Sie die Übungen mit einer ruhigen, gelassenen Stimme in Ihrer normalen Alltagssprache an. Vokale können Sie dabei leicht dehnen («… ganz schweer») oder Handlungsanweisungen ein wenig stärker betonen («… Spanne deine rechte Faust»). Zu Beginn ist es für die Stimme ganz hilfreich, wenn der Leiter sich ebenfalls in eine Entspannungsposition (z. B. Sitzen) begibt. Bei einer Gruppe sollte allerdings nicht der Überblick verlorengehen. Und sollten Sie sich einmal versprechen, machen Sie einfach weiter. Kontrollieren können Sie den Entspannungszustand an der entspannten Lage, den entspannten Gesichtszügen und einer ruhigen, gleichmäßigen Atmung.

Partnermassage mit dem Massage-Igel

Das Kind liegt entspannt in Bauchlage. Mit dem Massage-Igel wandern Sie in kleinen kreisenden Bewegungen einige Minuten lang über den ganzen Körper. Lassen Sie sich Zeit dazu, und überlegen Sie, was Ihrem Kind wohl guttun wird. Rollen Sie den Igel durchaus mit etwas

Druck über die Muskelpartien der Schulter und des Nackens, der Arme, des Gesäßes und der Beine. Wenn Sie den Igel über die Wirbelsäule rollen, dann unbedingt behutsam und ohne Druck. Besonders angenehm ist auch die Massage oberhalb der Gesäßfalte, an welcher der bewegliche Teil der Wirbelsäule ins Kreuzbein übergeht.

Besprechen Sie sich nach einigen Bewegungen kurz mit Ihrem Kind über die Stärke des Druckes, und fahren Sie dann, ohne sich zu unterhalten, im Üben fort. Lassen Sie am Ende der Übung Ihrem Kind kurz die Gelegenheit nachzuspüren, und befragen Sie es anschließend über seine Empfindungen. Wechseln Sie die Rollen.

Angenehm wirkt eine ruhige Musik («Singing Water», Anugama, Meditation Sampler 2, Nightingale Records CD 323).

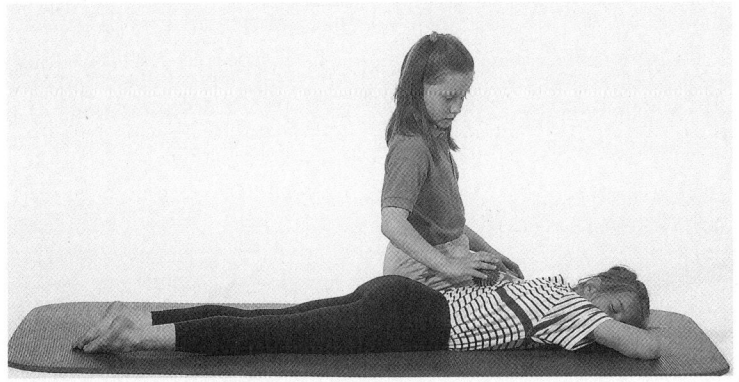

Partnermassage mit dem Massage-Igel

Partner-Klopfmassage

Das Kind liegt entspannt in Bauchlage. Sie haben nun die Aufgabe, die Muskulatur des liegenden Kindes über eine Dauer von etwa drei Minuten abzuklopfen. Sie benutzen dazu die Fingerknöchelchen, die Fingerkuppen, die Handkanten oder die hohlen Hände. Stimmen Sie sich über die Stärke des Klopfens mit Ihrem Kind ab. Sie beginnen am rechten Fuß und wandern über Unterschenkel, Oberschenkel, Gesäß und rechte Rückenhälfte hinauf zur rechten Schultermuskulatur und zum rechen Arm. Danach wird zur linken Seite gewechselt und vom linken Arm abwärts zum linken Fuß geklopft.

Sie versuchen dabei, einigermaßen aufrecht zu sitzen bzw. sich abzustützen. Teilen Sie sich den Weg so ein, daß gleichmäßig die ganze Muskulatur bearbeitet wird. Sanftes Klopfen bewirkt eine Lockerung der Muskulatur und vermittelt ein angenehmes Wärmegefühl. Wechseln Sie danach die Rollen.

Rückenmassage mit den Füßen

Ihr Kind sitzt auf dem Boden, und Sie legen Ihre Füße auf seinen Rücken, jeweils rechts und links der Wirbelsäule. Sie beginnen, den Rücken mit Ihren Füßen zu massieren, indem Sie die Füße abwechselnd leicht auf und ab bewegen. Sie bearbeiten so den ganzen Rücken. Nach einigen Minuten wandern Sie mit beiden Füßen abwechselnd entlang der Wirbelsäule von unten nach oben und umgekehrt. Sie krallen die Zehen zusammen und arbeiten sich somit langsam nach vorne. Anschließend wechseln Sie die Position. Neben dem Effekt einer wohltuenden Massage kräftigt die hintere Person die Fuß- und Zehenmuskulatur.

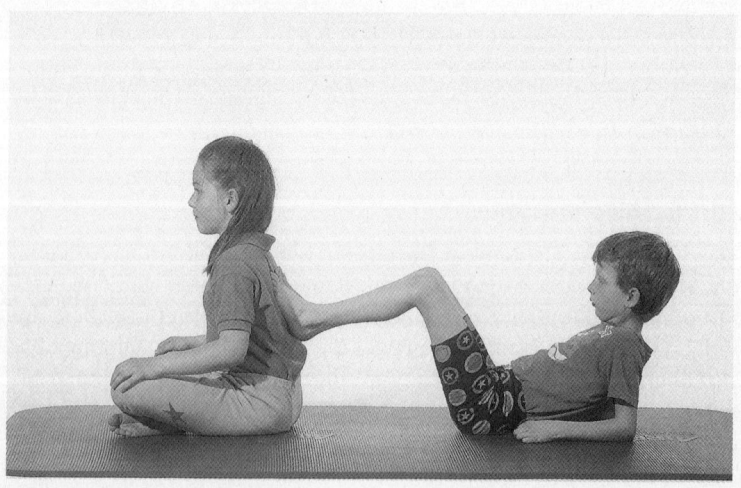

«Rückenmassage mit den Füßen»

«Wackelpudding» – Schüttelmassage

Das Kind liegt entspannt in Rückenlage. Sie fassen mit den Händen jeweils den rechten und linken Fuß des Kindes. Durch (ganz) kleine Rüttelbewegungen vor- und zurück bringen Sie den Körper Ihres Kindes in Bewegung. Sie beobachten, wie sich die Bewegung der Füße über die Beine, die Wirbelsäule bis hinauf in den Kopf fortsetzt.

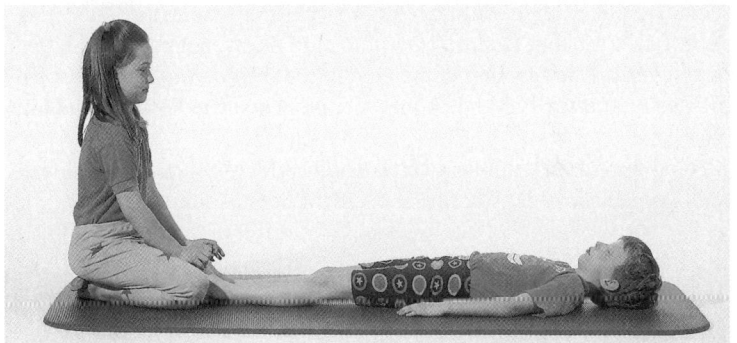

«Wackelpudding»

Anschließend bewegen Sie die Füße in kleinen Schüttelbewegungen abwechselnd nach rechts und links. Wandern Sie in Abständen von ca. 20–30 Sekunden hinauf zu den Unterschenkeln, dann zu den Oberschenkeln, der Hüfte, der Taille und schließlich zu den Schultern und führen überall diese kleinen Schüttelbewegungen durch. Beobachten Sie auch hier, wie sich die Bewegung durch den Körper fortpflanzt. Wandern Sie den Körper in umgekehrter Reihenfolge wieder nach unten, und schließen Sie die ganze Übung durch das Rütteln vom Anfang ab. Zu der Übung paßt sehr gut das Stück «On my wings» von Kamal (Nightingale Records, Sampler 1, CD 322).

Entspannung mit Musik

Musikhören und Musizieren ist schon im Kindesalter sehr beliebt. Musik kann zahlreiche Wirkungen hervorrufen: erheitern, anregen, beruhigen, aufregen, wachhalten, usw. Sie beeinflußt Empfindungen, Gefühle und regt die Phantasie an.

Musik wird in dieser Übung eigenständig verwendet und nicht in Verbindung mit einem anderen Entspannungsverfahren gebracht. Nachdem Ihr Kind eine bequeme Lage eingenommen hat, stellen Sie die Musik an und können dann wie gewohnt die Einstimmung anleiten: «… Lege dich bequem auf den Rücken, und schließe die Augen. Du nimmst dir einige Minuten Zeit zum Ausruhen und Wohlfühlen. In dieser Zeit bist nur du wichtig, nicht das, was in der Umgebung geschieht. Lenke deine Aufmerksamkeit ganz auf die Musik, und lasse sie auf dich wirken. Du hörst zu ohne eine Anstrengung. Du läßt dich von der Musik leiten, und deine Gedanken formen wie von selbst Bilder der Phantasie. Lasse sie kommen und gehen wie Wolken am Himmel …»

Nach der Zurücknahme wird über die Bilder gesprochen, die während der Musik in der Phantasie des Kindes entstanden sind.

Beispiele geeigneter Musikstücke:

Bach	– Air, aus der Orchestersuite Nr. 3
Chopin	– Regentropfenpreludes, op. 28, Nr. 15
Ravel	– Pavane pour une Infante Défunte
Kamal	– Classics for Love, Silhouette (Nightingale Records)
Anugama	– Classic Fantasy, Like the Ocean, Environment 2, Spiritual Environment (N. Records, Meistersinger Musik)
G. Deuter	– Cicada, Extasy, Nirvana Road, Celebration
Kitaro	– Silk Road Theme, Everlasting Road
M. Jarre	– Oxygene, Equinoxe
J. Winston	– Autumn, December
Pink Floyd	– Wish you were here

Geräusche erkennen

Das Kind sucht sich im Liegen oder Sitzen eine bequeme Haltung und schließt die Augen.

«… Lege dich bequem auf den Rücken und schließe die Augen. Du nimmst dir einige Minuten Zeit zum Ausruhen und Wohlfühlen. Lenke deine Aufmerksamkeit auf die Stille, die dich momentan umgibt. Was empfindest du dabei? Nimm nun die Geräusche wahr, die du gleich hören kannst. Du hörst zu ohne irgendeine Anstrengung. Es ist nicht wichtig, daß du alle Geräusche in deinem Kopf behältst, sondern höre nur zu und versuche zu erkennen, um welches Geräusch es sich dabei handelt …»

In kurzen Abständen machen Sie unterschiedliche Geräusche, ganz wie Sie Ihnen in den Sinn kommen, z. B. Schnalzen, Schnarchen, Grunzen, Schmatzen, mit dem Schlüssel klimpern, Schneuzen, Husten, Reißverschluß ziehen, Trampeln, Schlurfen usw. Gehen Sie dabei etwas umher, damit die Geräusche immer aus einer anderen Richtung kommen. Nach der Entspannung fragen Sie Ihr Kind, welche Geräusche es denn gehört hat.

Entspannung durch ruhiges Atmen

Im Rahmen der Bewegungs- und Wahrnehmungsarbeit hat der Atem eine wichtige Rolle. Überhaupt ist er in unserem Leben von besonderer Bedeutung, auch wenn man ihn die meiste Zeit nicht bewußt wahrnimmt. Die Atmung spüren Kinder natürlich am deutlichsten nach einer intensiven Belastung – «Ich bin ganz außer Atem».

Obwohl die Atmung weitgehend unbewußt und unwillkürlich über das vegetative Nervensystem gesteuert wird, ist sie die einzige organische Einheit und Funktion, die auch willkürlich steuerbar ist. Bewußt lassen sich Atemtiefe, Atemfrequenz und Atemzugvolumen verändern. Deutlich wird das beim Atemanhalten.

Wie das Herz, so hat auch der Atem einen natürlichen Rhythmus, der ganz von alleine abläuft. Das bewußte Erleben und Wahrnehmen des Atems ist dabei der Ansatz zur Entspannung. Es geht nicht darum, den Atem zu lenken oder eine Atemtechnik anzuwenden. Eine positive Wirkung auf Körper und Geist wird vorwiegend durch bloße Hinwendung auf das Atmen erreicht. Das Wohlbefinden ist größer, je weniger man den Atem beeinflussen will.

Eine Textsequenz innerhalb der Entspannung könnte etwa folgendermaßen aussehen:

«… Lege nun deine Hände so auf den Bauch, daß sich die Fingerspitzen gerade berühren. Beobachte, wohin die eingeatmete Luft strömt. Vielleicht kannst du den Atem unter deinen Fingern spüren: Wie sich die Bauchdecke beim Einatmen hebt und langsam, ohne dein Zutun, wieder senkt. Es ist der natürliche Rhythmus des Atems, der ganz von selbst abläuft, tagein, tagaus. Du kannst die angenehme Wirkung verstärken, in dem du den Satz ‹Mein Atem ist gleichmäßig und ruhig› in deinen Gedanken ablaufen läßt – ‹Mein Atem ist gleichmäßig und ruhig› …»

Wenn Sie die Übung zurückgenommen haben, sprechen Sie mit Ihrem Kind über die Wahrnehmungen.

Progressive Relaxation (PR) – Tiefenmuskelentspannung

Spannungszustände in der Muskulatur zu lokalisieren und diese durch bewußtes Entspannen zu lösen, ist ein Ziel der Methode des Amerikaners Edmund Jacobson. Die PR ist ein aktives Verfahren und somit für Kinder sehr gut geeignet. Der Körper wird als Hilfsmittel benutzt, um eine psychische Entspannung zu erreichen. Einige schöne und wirkungsvolle Vorübungen, wie z.B. die «Luftmatratze», haben Sie schon bei den Funktionellen Übungen (S. 138) kennengelernt.

Um Spannungs- und Entspannungszustände in der Muskulatur wahrnehmen zu können, werden die Muskeln des Körpers nacheinander angespannt und wieder entspannt. Man sollte bei einer einmal gewählten Reihenfolge bleiben. Die aufeinanderfolgende Bearbeitung der Muskulatur ermöglicht es dem Kind, seine ganze Aufmerksamkeit auf die zu entspannende Muskulatur zu richten. Das bewußte vorherige Anspannen der Muskulatur ist deshalb so wichtig, da ein Muskel nach einer Belastung ermüdet. Der Entspannungseffekt ist dadurch in der Regel viel deutlicher zu spüren.

Der Übungszyklus Anspannen – Entspannen ist in zwei Phasen gegliedert:

Anspannungsphase: Die Aufmerksamkeit wird auf die anzuspannende Muskulatur gelenkt. Diese wird beim Einatmen langsam angespannt, bis dort ein leichtes Spannungsgefühl wahrzunehmen ist. Die

Spannung wird kurz gehalten (ca. 2–3 Sekunden), um das Gefühl der Spannung deutlich zu spüren.

Phase der Entspannung (ca. 20–30 Sekunden): Mit der Ausatmung wird alle Spannung aus der aktivierten Muskulatur herausgelassen, bis sich die Muskulatur wieder lockert. Wie fühlt sich der Zustand der Entspannung an? Welche Unterschiede zur Anspannung sind festzustellen?

Der Zyklus des Anspannens – Entspannens kann nochmals wiederholt werden. In der Regel reichen diese beiden Male aus, um die Muskulatur zu entspannen. Es ist darauf zu achten, daß während der Übung gleichmäßig weitergeatmet wird, denn Kinder neigen gerne dazu, den Atem anzuhalten (Preßatmung), insbesondere wenn die Anspannungsphase länger dauert.

7-Muskelgruppen-Verfahren

Hierbei werden nacheinander 7 Muskelgruppen bearbeitet. Für ältere Schulkinder eignen sich schon die Anweisungen der Erwachsenen, für jüngere Schulkinder eher bildhafte Formulierungen.

1. Muskelgruppe: Rechte Hand, Unterarm und Oberarm

Balle deine rechte Faust, als ob du einen Schwamm ausdrücken möchtest – winkele den Unterarm an, und drücke ihn leicht gegen den Boden.

2. Muskelgruppe: Linke Hand, Unterarm und Oberarm

Balle deine linke Faust, als ob du einen Schwamm ausdrücken möchtest – winkele den Unterarm an, und drücke ihn leicht gegen den Boden.

3. Muskelgruppe: Gesicht

Mache ein ganz kleines Gesicht oder ein Gesicht, als ob du jemanden nicht küssen willst.

(Zähne zusammenbeißen, Lippen aufeinanderpressen, Nase rümpfen, Stirn runzeln)

4. Muskelgruppe: Hals, Nacken

Ziehe das Kinn Richtung Brust, mache wie eine Giraffe einen ganz langen Hals, und drücke den Hinterkopf leicht gegen die Unterlage.

5. Muskelgruppe: Schultern, Rumpf

Mache den Rumpf wie ein Brett ganz hart – ziehe die Schulterblätter zusammen, spanne den Bauch an, und kneife den Po zusammen.

6. Muskelgruppe: Rechtes Bein

Ziehe die rechten Zehen heran, und drücke das gestreckte Bein nach unten.

7. Muskelgruppe: Linkes Bein

Ziehe die linken Zehen heran, und drücke das gestreckte Bein nach unten.

Eine Reise durch den Körper

Körperwahrnehmung und Körperbewußtsein sind wesentliche Grundlagen des Gesundheitstrainings und der Rückenschule für Kinder. Die Wahrnehmung von Spannungs- und Entspannungszuständen, das Empfinden für schlechte Haltungen und unkoordinierte Bewegungen, das Hineinhorchen und Fühlen des Körperinneren sind Beispiele für die Körpererfahrung, die durch die Reise durch den Körper geschult werden kann.

Im Gegensatz zur Progressiven Relaxation ist sie ein passives Entspannungsverfahren, da nur durch konzentrierte Hinwendung auf bestimmte Körperteile geübt wird.

Wesentliches Ziel ist es, die ganze Aufmerksamkeit auf das Körperinnere zu richten – Gewicht, Umfang und Spannungszustand von Körperpartien, Haut, Muskulatur, Knochen etc. zu beobachten und wahrzunehmen.

Ähnlich wie bei der Progressiven Relaxation werden einzelne Körperpartien nacheinander «beübt», nur das bewußte Anspannen der Muskulatur entfällt. Die ganze Übung dauert etwa 8–10 Minuten. Lassen Sie Ihr Kind eine angenehme Lage finden, und lesen sie ihm den folgenden Text mit ruhiger Stimme vor. Machen Sie zwischen den einzelnen Anweisungen kurze Pausen. Ihr Kind sollte ausreichend Zeit haben, Empfindungen zu registrieren und den eigenen Körper zu beobachten.

«… Du liegst entspannt und ruhig auf dem Boden. Schließe die Augen, um die Aufmerksamkeit besser auf dich und deinen Körper zu lenken. Du hast Zeit, dich auszuruhen und zu entspannen. Deine Gedanken kommen und gehen. Sie ziehen an dir vorüber wie Wolken am Himmel. Gehe nun mit deiner ganzen Aufmerksamkeit zu deinem Körper. Spüre den Kontakt deines Körpers, seiner einzelnen Teile zum Boden. Du schickst deine Gedanken auf eine große Reise. Lasse sie zuerst in den rechten Arm hineinströmen. Nimm den Arm wahr, und erfühle, an welchen Stellen der Arm Kontakt zum Boden hat. Er hat ein natürliches Gewicht, mit dem er schwer und ruhig aufliegt. Wie schwer spürst du ihn? Stelle dir nun vor, er liegt auf lockerem, weichem Sand. Wo siehst du den Arm in Gedanken am meisten einsinken? Wandere mit den Gedanken nun hinüber zum linken Arm, und verweile dort. Erfühle, an welchen Stellen dein linker Arm am Boden aufliegt.

Spürst du die natürliche Schwere und Ruhe des Arms? Du kannst ihn wieder beobachten, wie er im weichen, warmen Sand wie von selbst einsinkt. Wandere mit deinen Gedanken nun zur Körpermitte hinunter. Fühle, an welchen Stellen deine Schultern, dein Rücken und dein Po Kontakt zum Boden haben. Wie jeder Gegenstand wird auch dein Rumpf zur Erde gezogen und liegt mit einer natürlichen Schwere am Boden auf. Spürst du diese Schwere? Deine Aufmerksamkeit geht zum Atem.

Er strömt ruhig und gleichmäßig. In seinem natürlichen Rhythmus fließt er wie von selbst in dich hinein und wieder aus dir heraus. Er hebt den Bauch beim Einströmen und senkt ihn langsam wieder beim Ausatmen.

Auf deiner langen Reise bist du jetzt am rechten Bein angelangt. Spürst du auch hier, an welchen Stellen das Bein Kontakt zum Boden hat und wie schwer und ruhig es dort aufliegt? Stelle dir wieder den Sandstrand vor. Siehst du das Bein durch seine natürliche Schwere in den Sand sinken?

Am Ende deiner Reise bist du nun am linken Bein angelangt, welches an manchen Punkten mehr, an manchen weniger stark aufliegt. Spürst du diese Stellen und auch die natürliche Schwere des Beines?

In einer schnellen Reise durchwandere nochmals deinen ganzen Körper und fühle, wie die einzelnen Körperteile jetzt am Boden aufliegen. Spürst du vielleicht Unterschiede im Vergleich zum Beginn der Übung? Fühlen sich die Körperteile entspannter, leichter oder schwerer an? Beginne wieder beim rechten Arm, gehe hinüber zum linken Arm, über den Rumpf zum rechten Bein und abschließend zum linken Bein.

Kehre nun wieder von deiner Reise zurück hierher in diesen Raum, und bereite dich vor, die Übung langsam zurückzunehmen. Rekele und strecke dich wie beim morgendlichen Erwachen. Reibe kurz die Augen, öffne sie und genieße den wohligen Zustand ...»

Rückenschule in der Schule – die kleine Bewegungs- und Entspannungspause

Die Rückenschule ist zweifellos dort dringend notwendig, wo die Kinder fast ein Drittel ihres Tagesablaufs verbringen – an ihrem Arbeitsplatz «Schule».

Die Schule hat die Pflicht, Gesundheitserziehung wahrzunehmen und Wissen über die Gesunderhaltung des Körpers zu vermitteln. Des weiteren sollte sie ein Umfeld bereitstellen, das zumindest der Gesunderhaltung nicht abträglich ist. Hier ist die Verhältnisprävention gleichermaßen gefragt wie die Verhaltensprävention, z. B. durch

➤ die Optimierung der existierenden Schulmöbelausstattung (richtige Verwendung der vorhandenen Gestühls- und Tischgrößen, Einsatz von Hilfsmitteln wie Sitzkeile und Pultaufsätze),

➤ die Einrichtung der Klassenzimmer mit ergonomischen Schulmöbeln oder alternativen Sitzmöbeln wie Sitzbälle,

➤ eine aktive Pausenhofgestaltung,

➤ die Schulung von Fach- und Sportlehrern («Lehrer als Vorbild»),

➤ den Einsatz von Bewegungs- und Entspannungspausen im Unterricht oder das Zulassen alternativer Sitzhaltungen («bewegter Unterricht», «bewegte Pausen», «gesundheitsorientierter Unterricht», «Bewegung als Lernprinzip»),

➤ die allgemeine Schulung des Rücken-/Gesundheits-Bewußtseins der Kinder und der Jugendlichen,

➤ Motivation zur Bewegung in und außerhalb der Schule.

Zur Umsetzung der «Verhaltensprävention» bieten sich beispielsweise folgende Möglichkeiten an:

➤ Die Fördergemeinschaft (Elternbeirat) kann das Thema «Rücken» («Gesundheit», «Bewegung») aufgreifen und ggf. erste Maßnahmen (Sitzkeile, Schulungen, Sitzbälle) finanziell unterstützen.

➤ Die Lehrer sollten selbst einen auf die Bedürfnisse der Schule angepaßten Rückenschul- oder Präventionskurs besuchen, um neben den Sachinhalten vor allem die positive Wirkung («Wohlbefinden») von Bewegung und Entspannung an ihrem eigenen Körper zu erfahren.

➤ Die Schüler (Eltern) werden über einen Projekttag (z. B. Samstag) für das Thema «Rücken» (Sitzen, Bewegung) sensibilisiert. Hier ist eine Zusammenarbeit der Lehrer und Eltern mit dem Ministerium für Kultus und Sport, dem Ministerium für Gesundheit, dem Oberschulamt, dem Gesundheitsamt/Schularzt, den ortsansässigen Orthopäden und Krankengymnasten, den Lehrerausbildungseinrichtungen, den Krankenkassen, den Vereinen, den Medien (Presse, Rundfunk, Fernsehen) und unterstützenden Firmen (Sitzmöbelhersteller, Firmen im Gesundheitsbereich) anzustreben. Zahlreiche Aufgabenstellungen wie das Erarbeiten eines «Pausenhits», einer «Sitzlandschaft», einer «Weltreise» («Wie sitzen die Völker der Erde?») oder eines Spiel- und Entspannungszimmers geben den Schülern die Möglichkeit, sich über einen längeren Zeitraum mit dem jeweiligen Thema auseinanderzusetzen.

➤ Die Lehrer machen in den verschiedenen Unterrichtsbereichen (Sport, Sachkunde, Musik, Biologie, Physik) den «Rücken» (Gesundheit, Bewegung, Entspannung, Wohlbefinden, Fitneß) zum Unterrichtsgegenstand, auch praktisch in Form kleiner Bewegungs- und Entspannungspausen, und dienen den Schülern durch ihr eigenes Verhalten als «Vorbild». Innerhalb des Kollegiums wird unter Berücksichtigung der Wertvorstellungen, Einstellungen und Bedürfnisse der Schüler eine gemeinsame fächerübergreifende Strategie entwickelt.

➤ Die Eltern versuchen ihrerseits dazu beizutragen, daß die
Ideen und Vorschläge auch zu Hause weitergeführt werden.

Bewegungs- und Entspannungspausen sind aufgrund schon genannter
Gründe (Sitzproblematik, Schulstreß) zwingend erforderlich. Noch ein
weiterer Punkt spricht für diese Pausen. Es konnte festgestellt werden,
daß die Aufmerksamkeitsphasen zur konzentrierten Mitarbeit bei Kindern in den ersten Schuljahren noch sehr kurz sind. Als Richtzeiten
werden angeführt:

➤ 15 Minuten bei 5- bis 7jährigen
➤ 20 Minuten bei 7- bis 10jährigen
➤ 25 Minuten bei 10- bis 12jährigen
➤ 30 Minuten bei 12- bis 16jährigen

Daraus ergeben sich zwangsläufig zur Regeneration Bewegungs- und
Entspannungspausen. Zur Einführung von entsprechenden Pausen
im Grundschulunterricht ist z.B. in Anlehnung an Klimt (1976) ein
entsprechender Ablauf möglich:

– 5 Minuten Anpassungszeit
– 20 Minuten Unterricht, der Konzentration erfordert
– 5 Minuten aktive Bewegungspause
– 10 Minuten Unterricht (leichterer Stoff)
– 5 Minuten aktive Bewegungspause (ggf. Entspannung)

Entscheidend ist nicht, daß jede Stunde diesen Ablauf hat, sondern,
daß die Lehrer einsehen, daß diese Pausen notwendig sind und sie sich
auch in der Lage sehen, entsprechende Pausen anzubieten. Bewe-
gungs- und Entspannungspausen sind keine verlorene Unterrichtszeit.

– Die Schüler können sich körperlich und geistig entspannen
– Sie können ihrem natürlichen Bewegungsbedürfnis nachgehen
– Sie werden wieder fit für nachfolgende Unterrichtsstunden
– Sie haben mehr Spaß am Unterricht
– Sie üben Regenerationsphasen dort, wo sie sie brauchen
– Der Kontakt untereinander und zum Lehrer wird gefördert

Zur Durchführung der Pausen sollten die Lehrer (Eltern) einige Hinweise beachten:

➤ Einfache Bewegungs- und Entspannungsübungen anbieten, die ohne großen Aufwand durchgeführt werden können. Viele Beispiele finden sich in diesem Buch
➤ Wünsche der Kinder in die Auswahl miteinbeziehen
➤ Die Pausen rechtzeitig planen bzw. flexibel einlegen
➤ Mindestens eine «aktive Pause» in einer Unterrichtseinheit durchführen
➤ Denken Sie an frische Luft

Der «Pausenhit» im Klassenunterricht – Beispiele

Laufformen

– Die Kinder laufen um Stühle und Tische, ohne sie zu berühren
– Verschiedene Teile der Schulmöbel (Lehne, Sitz, Stuhl- oder Tischbein, usw.) beim Laufen berühren
– In einer Schlange im Slalom um die Möbel herumlaufen
– Laufendes Band: Durch das Klassenzimmer gehen, dabei aber immer Kontakt zu den Schulmöbeln halten

Gymnastische Übungen

– Wackelpo: Im Sitzen von einer Pohälfte zur andern wechseln
– Heiße Platte: Mit aufrechtem Oberkörper im Wechsel aufstehen und hinsetzen
– Venenpumpe: Im Wechsel Zehenstand und Fersenstand
– Schulterkreisen
– Kirschenpflücken (mit den Händen abwechselnd nach oben greifen)
– Scheinboxen (auf der Stelle tänzeln und die Arme locker vor dem Körper schwingen)
– Rückenklopfen. Im Kreis hintereinander stehen und dem vorderen Kind den Rücken abklopfen. Nach einer Minute erfolgt Richtungswechsel

Spiele

– Pferderennen
– Kommando Pimperle

Entspannung

- Phantasiereise
- Atementspannung
- Partnermassage mit dem Massage-Igel (im Sitz)
- Musikentspannung

Rückenschule im Unterricht

Sportunterricht

- Vermittlung rückenfreundlicher Prinzipien im Sport
- Erlernen funktioneller Übungen und Entspannungsverfahren
- Wahrnehmungsschulung
- Rückenschule während der Stunde, z.B. richtiges Bücken nach Bällen und anderen Handgeräten, richtiges Heben und Tragen der Bänke, richtiges Aufstehen vom Boden usw.
- Herz-Kreislauf-Schulung (Aufwärmspiele)
- Motivation zur Bewegung und Entspannung durch erlebnisorientierten Unterricht

Klassenunterricht

- Vermittlung von Wissen über die Wirbelsäule, Muskulatur, Ergonomie (Bett, Stuhl, Tisch, usw.), Belastungen durch falsches Verhalten (Biomechanik)
- Durchführung von Übungsreihen zum richtigen Sitzen, Stehen, Heben und Tragen
- Bewegungs- und Entspannungspausen
- Vermittlung verhaltensorientierter Methoden zur Veränderung von Verhalten (Selbstkontrolle, Situationskontrolle, usw.)

Literatur zur «Einführung»

Badtke, R., E. Roderfeld: Muskelfunktionsstörungen bei gesunden Schulkindern. In: Manuelle Medizin 24, 1986, 87–90

Balagué, F., G. Dutoit, M. Waldenburger: Low back pain in Schoolchildren. An Epidemiological Study. In: Scand. J. Rehab. Med. 20, 1988, 175–179

Berquet, K.H.: Sitz- und Haltungsschäden. Auswahl und Anpassung der Schulmöbel. Thieme, Stuttgart 1988

Bundesarbeitsgemeinschaft (BAG) zur Förderung haltungs- und bewegungsauffälliger Kinder: Lehr- und Übungsbuch Sportförderunterricht. Dümmler, Bonn 1992

Bundesarbeitsgemeinschaft (BAG): Bewegungsmangel ein Gesundheitsrisiko für Ihr Kind. Bewegung fördert Gesundheit. Informationsbroschüre

King, H.A.: Back pain children. In: Pediatr. Clin. North. Am. 31, 1984. 1083

Salminen, J.J.: The adolescent back. A field survey of 310 Finnish Schoolchildren. In: Acta Paediatr. Scand. Suppl. 315. 1984

Literatur zum Thema «Sitzen»:

Andersson, B. J. G., et al.: Lumbar disc pressure and myoelectric back muscle activity during sitting. In: Scandinavian Journal Rehabilitation Medicine, 1974, 6, 104–133

Autorenteam SVSS: Sitzen als Belastung ... wir sitzen zuviel. Aspekte des Sitzens – eine Lehrunterlage. SVSS, Zumikon 1991

BAG zur Förderung Haltungs- und Bewegungsauffälliger Kinder und Jugendlicher e.V. (Hrsg.): Themenschwerpunkt Sitzen – Note: Mangelhaft. In: Haltung und Bewegung. 3/90, Mainz 1990

Berquet, K.-H.: Sitz- und Haltungsschäden – Auswahl und Anpassung der Schulmöbel. Thieme, Stuttgart 1988

Boner, R., Gross, B., Blum, E.: Gesunde Körperhaltung im Alltag nach Dr. Alois Brügger. Verlag Dr. Brügger, Zürich, 1987

Brügger, A.: Die Erkrankungen des Bewegungsapparates und seines Nervensystems. Fischer, Stuttgart 1988

Grandjean, E., W. Hüting: Sitzen Sie richtig? Bayerisches Staatsministerium für Arbeit und Sozialordnung. 9. Auflage, München 1989

Junghanns, H.: Die Wirbelsäule unter den Einflüssen des täglichen Lebens, der Freizeit, des Sportes. Hippokrates, Stuttgart 1986

Kempf, H.-D.: Methodische Übungsreihen zum Alltagsverhalten. In: Krankengymnastik, 5/92, 580–589

Kempf, H.-D.: Die Rückenschule. Rowohlt, Reinbek 1990

Krämer, J.: Bandscheibenbedingte Erkrankungen. Thieme, Stuttgart 1986

Nachemson, A.: The Load on Lumbar Disks in Different Positions of the Body. In: Clinical orthopaedics and related research, 1966, 45, S. 107–122

Nachemson, A.: Toward a better understanding of low-back pain: A review of the mechanics of the lumbar disc. In: Rheumatology and Rehabilitation, 1975, 14, S. 129–143

Podiumsdiskussion: Sitzen, aber wie und worauf? In: B. Reinhardt (Hrsg.): Die orthopädische Rückenschule. Medizinisch Literarische Verlagsgesellschaft, Uelzen 1991

Reinhardt, B.: Die stündliche Bewegungspause. Hippokrates, Stuttgart 1983

Schoberth, H.: Richtig Sitzen, Besser Leben. Unitex, Minden/Damp 1986

Schoberth, H.: Orthopädie des Sitzens. Springer, Berlin 1989

Literatur zum Thema «Tagesablauf»:

Boner, R., Gross, B., Blum, E.: Gesunde Körperhaltung im Alltag nach Dr. Alois Brügger. Verlag Dr. Brügger, Zürich, 1987

Dirix, A. u. a.: Olympia Buch der Sportmedizin. Ärzte-Verlag, Köln 1989

Hettinger, T., B. Hahn: Schwere Lasten – leicht gehoben. Bayerisches Staatsministerium für Arbeit, Familie und Sozialordnung, München 1991

Junghanns, H.: Die Wirbelsäule unter den Einflüssen des täglichen Lebens, der Freizeit, des Sports. In: Forschung und Praxis, Bd. 100. Hippokrates, Stuttgart 1986

Kempf, H.-D.: Methodische Übungsreihen zum Alltagsverhalten. In: Krankengymnastik (5/92), 580–589

Kempf, H.-D.: Die Rückenschule. Das ganzheitliche Programm für einen gesunden Rücken. Rowohlt, Reinbek 1990

Klimt, F.: Sportmedizin im Kindes- und Jugendalter. Thieme, Stuttgart 1992

Krämer, J.: Bandscheibenschäden. Heyne, München 1986

Laser, T.: Lumbale Bandscheibenleiden. Zuckenschwerdt, München 1988

Reinhardt, B.: Die große Rückenschule. perimed, Erlangen 1991

Weineck, J.: Sportbiologie. perimed, Erlangen 1988

Literatur zum Thema «Kleine Spiele»:

BAG (Hrsg.): Lehr- und Übungsbuch Sportförderunterricht. Dümmler, Bonn 1992

Dordel, S.: Bewegungsförderung in der Schule. modernes leben, Dortmund 1987

Kempf, H.-D.: Kleine Spiele in der präventiven Rückenschule. In: Turnen und Sport. 64 (1990), 65 (1991)

Kempf, H.-D.: Kleine Spiele – Bedeutung, Ziele und Anwendung in der präventiven Rückenschule. In: Sport Praxis. Nr. 1, 1992, 14–16

Löhr, R., P. Zwirner: Kleine Spiele im Breiten- und Freizeitsport. Karlsruhe 1990

Lorenz, K.-H., G. Stein: Eltern Kind Turnen. Pohl, Celle 1988

Mitterbauer, G., G. Schmidt: 300 Bewegungsspiele. Steiger, Innsbruck 1985

Zimmer, R., H. Circurs: Psychomotorik. Hofmann, Schorndorf 1990

Literatur zum Thema «Funktionelle Übungen»:

BAG (Hrsg.): Lehr- und Übungsbuch Sportförderunterricht. Dümmler, Bonn 1992

Dordel, S.: Bewegungsförderung in der Schule. modernes leben, Dortmund 1987

Fleiß, O., u. a.: Unsere Wirbelsäule. Kneippverlag, Ehrenwirth, 1990

Kempf, H.-D.: Die Rückenschule. Rowohlt, Reinbek 1990

Knebel, K. P.: Funktionsgymnastik. Rowohlt, Reinbek 1984

Preibsch, M., H. Reichart: Schongymnastik. BLV, München 1991

Literatur zum Thema «Entspannung»:

Bernstein, D. A., T. D. Borkovec: Entspannungstraining. Pfeiffer, München 1987

Friedrich, S., V. Friebel: Entspannung für Kinder, Rowohlt, Reinbek 1989

Geue, B.: Das Autogene Training. Atrioc, Mergentheim 1989

Kempf, H.-D.: Die Rückenschule. Das ganzheitliche Programm für einen gesunden Rücken. Rowohlt, Reinbek 1990

Müller, E.: Vom Wahrnehmungstraining zum Entspannungstraining. In: Sport Praxis. Nr. 4, 1990, S. 3–6

Müller, E.: Du spürst unter deinen Füßen das Gras. Fischer, Frankfurt 1983

Literatur zum Thema «Rückenschule in der Schule»:

BZGA (Hrsg.): Entstehung und Vorbeugung von Haltungsschäden, Bluthochdruck und Hautkrebs. Klett, Stuttgart 1986

Czolbe, A. B., C. Nentwig, C. H. Ullrich: Rückenschule in der Schule. In: B.

Reinhardt (Hrsg.): Die orthopädische Rückenschule. Medizinische Literarische Verlagsgesellschaft, Uelzen 1991

Liebisch, R.: Bewegungspausen für Schüler sind zwingend erforderlich! In: Haltung und Bewegung. Nr. 3, 1990, S. 31–34

Klimt, F.: Unterrichtsmedizin. In: Katzenberger (Hrsg.): Hygiene in der Schule. Ansbach 1976

Rieder, H.: «Mens sana in corpore sano sit» – Der gesunde Schülerrücken. In: B. Reinhardt (Hrsg.): Die orthopädische Rückenschule. Medizinische Literarische Verlagsgesellschaft, Uelzen 1991

Literatur zum Thema «Rückenschule für Kinder»:

Bundesarbeitsgemeinschaft (BAG) zur Förderung haltungs- und bewegungsauffälliger Kinder und Jugendlicher e. V. (Hrsg.): Sportförderunterricht. Aus der Praxis – Für die Praxis Teil 1. Mainz 1990

BAG (Hrsg.): Lehr- und Übungsbuch Sportförderunterricht. Dümmler, Bonn 1992

Bittmann, F., G. Badtke: Rückenschule in der Schule – die «Potsdamer Körperschule». In: KG-Intern. 9. Jg. (1991), S. 23–26

Czolbe, A. B., C. G. Nentwig, C. H. Ullrich: Rückenschule in der Schule. In: B. Reinhardt (Hrsg.): Die orthopädische Rückenschule. Medizinisch Literarische Verlagsgesellschaft, Uelzen 1991

Kempf, H.-D.: Die Karlsruher Rückenschule – ein präventives Modell. In: Krankengymnastik 5/92, 568–578

Kempf, H.-D.: Die Karlsruher Rückenschule für Kinder – ein primärpräventives Modell. In: Krankengymnastik 11/92

Kempf, H.-D.: Kleine Spiele – Bedeutung, Ziele und Anwendung in der präventiven Rückenschule. In: Sport-Praxis, 33 Jg., 1/92, 14–16

Kempf, H.-D.: Die Rückenschule. Das ganzheitliche Programm für einen gesunden Rücken. Rowohlt, Reinbek 1990

Kempf, H.-D.: Die Karlsruher Rückenschule. In: Rheuma (9), 1989, S. 136–147

Liebisch, R., R. Hanel: Ergebnisse eines Beurteilungsverfahrens der körperlichen Leistungsfähigkeit im Rahmen der Auswahl für das Sonderturnen im Verein bzw. für den Sportförderunterricht. In: Haltung und Bewegung. Nr. 2, 1990, S. 8–18

Löhr, R., Zwirner, P.: Kleine Spiele im Breiten- und Freizeitsport. 3. Auflage, Karlsruhe 1990

Nentwig, C., J. Krämer, C.-H. Ullrich (Hrsg.): Die Rückenschule. Enke, Stuttgart 1990

Stemper, Th., Schöttler, B., Lagerström, D.: Fit durch Bewegungsspiele. perimed. Erlangen 1983

Zimmer, R., H. Circus: Psychomotorik. Neue Ansätze im Sportförderunterricht und Sonderturnen. Hoffmann, Schorndorf 1987

Literatur zum Thema: Rückenschule aus der Sicht des Orthopäden

Bäker, R. B.: Die verrückte Bandscheibe. Wirbelsäulenbeschwerden und ihre Behandlung. München 1981

Bauer, R.: Erkrankungen der Wirbelsäule. Thieme, Stuttgart 1974

Bernbeck, R., Dahmen, G.: Kinderorthopädie. Thieme, Stuttgart 1983

Brocher, J. E., Willert, H. G.: Differentialdiagnose von Wirbelsäulenerkrankungen. Thieme, Stuttgart 1980

Brocher, J. E. W.: Die Prognose der Wirbelsäulenleiden. Thieme, Stuttgart 1973

Demeter, A.: Sport im Wachstums- und Entwicklungsalter. Leipzig 1981

Exner, U.: Normalwerte in der Kinderorthopädie. Thieme, Stuttgart 1990

Hohmann, D. R., Uhlig: Orthopädische Technik, Enke, Stuttgart 1982

Jentschura, G.: Ergebnisse von Haltungsuntersuchung an Heidelberger Schulkindern. Beilageheft Zeitschrift Orthopädie Band 86, 1965

Jentschura, G.: Haltungsschäden bei Kindern und Jugendlichen. Enke, Stuttgart 1977

Jentschura, G.: Haltungsschäden und Schulsport, Zeitschrift Orthopädie Band 110, 1972

Matthias, H.: Reifung, Wachstum und Wachtumsstörung des Haltungs- und Bewegungsapparates im Jugendalter. Karga, Basel 1966

Meyners, E.: Koordinative Fähigkeiten im Kindesalter. Praxis der Psychomotorik 10, 1985

Pöhlmann, R.: Motorisches Lernen – psychomotorische Grundlagen der Handlungsregulation sowie Lernprozessgestaltung im Sport. Berlin 1986

Rabel, C. R. H.: Orthopädie des Fußes. Enke, Stuttgart 1975

Reichelt, A.: Therapie orthopädische Erkrankungen. Enke, Stuttgart 1989

Rizzi, M. A.: Die menschliche Haltung und die Wirbelsäule, Stuttgart 1979

Scharell, M.: Orthopädische Krankengymnastik. Thieme, Stuttgart 1973

Schilling, F., Kiphard, E. J.: Körperkoordinationstest für Kinder – Manual. Weinheim 1974

Schlegel, K.: Orthopädie. Enke, Stuttgart 1978

Schlegel, K. F.: Lumbalgie und Ischialgie. Hippokrates, Stuttgart 1977

Autoren

HANS-DIETER KEMPF, geb. 1960, studierte Physik und Sport an der Universität Karlsruhe. International tätig als Sportorganisator der World Games 1989. Lehrbeauftragter an der Universität Heidelberg. Doktorand bei Prof. Steiner am Institut für Sport und Sportwissenschaft der Universität Karlsruhe. Mitbegründer der Karlsruher Rückenschule und des Bundesforum Gesunder Rücken. Referent auf int. Kongressen und Ausbildungsleiter im Gesundheitsbereich sowie Autor vieler Fachpublikationen, u. a. «Die Rückenschule».

DR. MED. JÜRGEN FISCHER, geb. 1958, Facharzt für Orthopädie, Chirotherapie und Sportmedizin, ist Oberarzt in der Orthopädischen Klinik Wiesbaden. Schwerpunkt: Angeborene und erworbene Störungen des Bewegungsapparates, konservative und operative Behandlungen. Referent auf internationalen Kongressen und Rückenschulausbildungen.

BÄRBL KEMPF, geb. 1957, ist Assessorin des höheren Lehramtes in den Fächern Biologie und Sport. Sportpädagogische Beraterin der Stadt Heidelberg im Bereich Kunstturnen weiblich. Mitbegründerin der Karlsruher Kinder-Rückenschule.

DIETER BREITHECKER, geb. 1953, ist hauptamtlicher Mitarbeiter der Bundesarbeitsgemeinschaft (BAG) zur Förderung haltungs- und bewegungsauffälliger Kinder und Jugendlicher e. V.

Produkthinweise

Stehpult, Maxi II
arche massivholzmöbel gmbh, Postfach 89151, 89155 Erbach
Matratzen, Sitzkeil, Lendenkissen
Karlsruher Matratzen-Fabrik, Hohenzollernstr. 3–5, 76135 Karlsruhe
Entspannungskassetten
Meistersinger Musik, Breitenlohestr. 48, 91301 Forchheim
Materialien zum Thema Gesundheitsförderung
motio gmbh, Redtenbacherstr. 11, 76133 Karlsruhe
Sportgeräte (Fallschirm, Rollbrett, Pedalo, Bohnensäckchen, Gymna-
stikmatte, Pezzi-Bälle etc.)
Sport-Thieme GmbH, Helmstedter Straße 40, 38368 Grasleben
Move, Tripp-Trapp, Thatsit, Desk-Plus, Arena
STOKKE GmbH, Rapsacker 14, 23556 Lübeck
Buggy
VÖLKLE Burostuhle GmbH, Hohenholz 1, 72290 Lossburg